ちくま文庫

アフガニスタンの診療所から

中村 哲

アフガニスタンの診療所から＊目次

支援の輪の静かな拡大――協力者たちの苦闘

そして日本は……

★のついた写真は毎日新聞社提供です。

アフガニスタンの診療所から

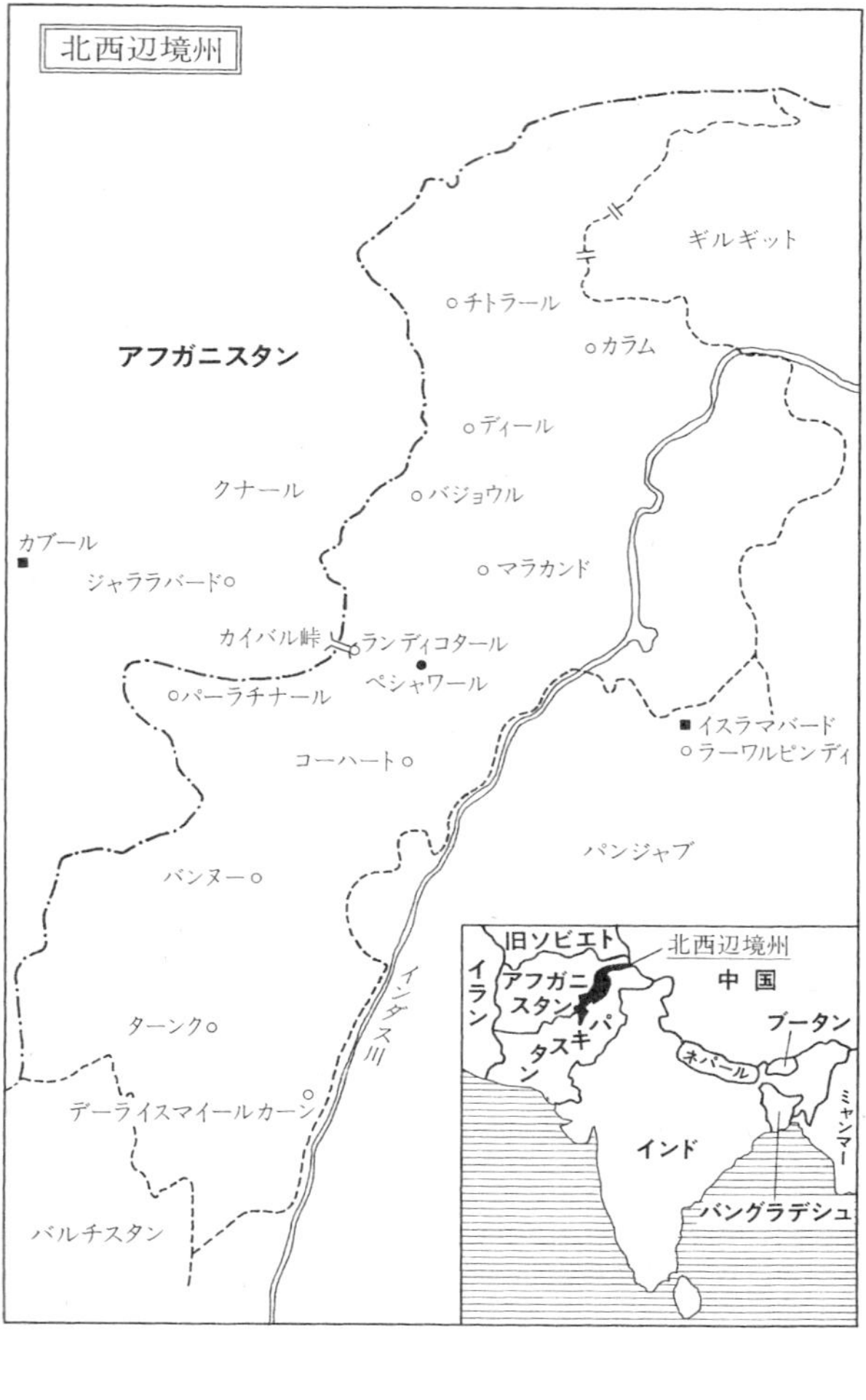
北西辺境州
ギルギット
チトラール
カラム
アフガニスタン
ディール
クナール
バジョウル
カブール
マラカンド
ジャララバード
カイバル峠
ランディコタール
ペシャワール
パーラチナール
イスラマバード
ラーワルピンディ
コーハート
パンジャブ
バンヌー
インダス川
ターンク
デーライスマイールカーン
バルチスタン
旧ソビエト
北西辺境州
イラン
アフガニスタン
中国
パキスタン
ブータン
ネパール
ミャンマー
インド
バングラデシュ

帰郷——カイバル峠にて

民族大移動

カイバル峠の国境はうそのようにぬけた。自治区の民兵もパキスタンの警察も、手をふって見送るだけであった。つい二カ月前まで重苦しい不動の隔壁《かくへき》だと信じきっていたものが、かくもあっけなく取り外されるとは、どうしても実感がわかなかった。

あらためて目を凝らして「国境」を見たが、そこには粗末な木材で作られた柵のようなものが、路傍のレンガの柱にそっけなく張りついているだけだ。キツネにつままれたようだ。これが、我われがおそれ、戦争と平和、政情と国家を語り、アフガニスタン国内外の活動計画を立てるうえで、不動の隔壁と感じたものの実体であった。国境の虚構そのものがそこにさらされていたのである。

あとからあとから人と車のなみがつづく。たいていの家族はトラックに家財道具と

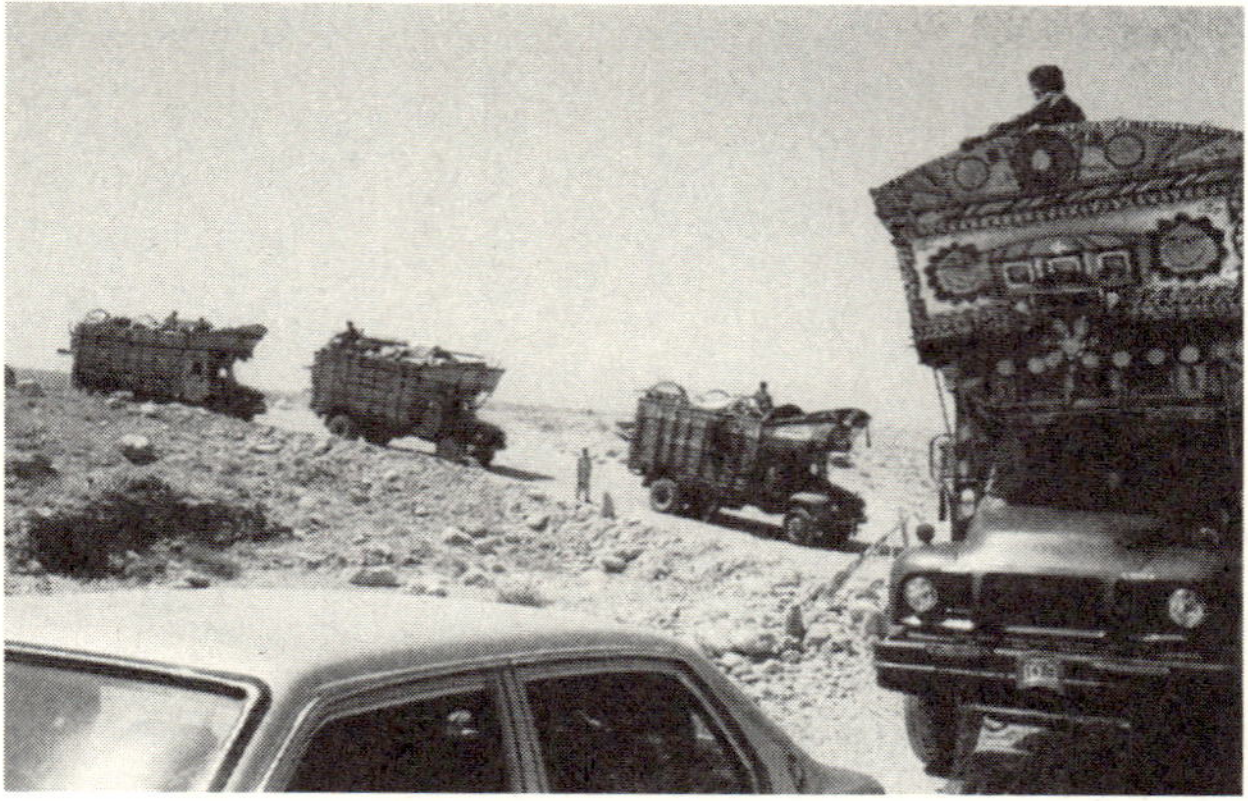

国境をこえて続々と帰還する難民の列。★

女子どもを満載し、あるいは徒歩で羊の群れを連れ、あるいはラクダの背にのり、えんえんと列は絶えない。一三年の歳月をひたすら望郷の思いだけでたえた三〇〇万のアフガニスタン難民たちは、もはや指導者のいいなりに動くおとなしい羊の群れではなかった。かつて炎熱と厳寒の岩石沙漠の丘陵を、ときには仮借ない銃弾をくぐり、多くの犠牲を出しながら、トボトボと数週間、数カ月を歩いて彼らは逃げてきた。だが今、何ものにもはばまれず、何ものの助けにもよらず、独力で彼らは同じ故郷への道をたどる。トラックの家財道具の上で昂然と胸を張り、ライフル銃を背にニコニコと手をふる姿はすがすがしい。難民帰還というよりも、だれも止めることができない巨大な民族移動である。

一九九二年六月、私はＪＡＭＳ（日本―アフガン医療サービス＝ペシャワール会）による「アフガニスタン復興のための農村医療計画」の進捗《しんちょく》状況を見るためにペシャワールからカイバル峠をこえてアフガニスタン内部にはいろうとしていた。一九七九年一二月のソ連軍侵攻につづくカイバル峠の閉鎖以来、いつしか人びとの間にはこれがパキスタンとアフガニスタンをへだてる鉄壁だという先入観が定着していた。それが苦もなくうちやぶられ、怒濤のような難民帰還が開始された。一三年のアフガン戦争とその犠牲、難民生活、暗澹たる日々を知る者にとっては、この光景は感涙をもよおさずにはおれないものであった。

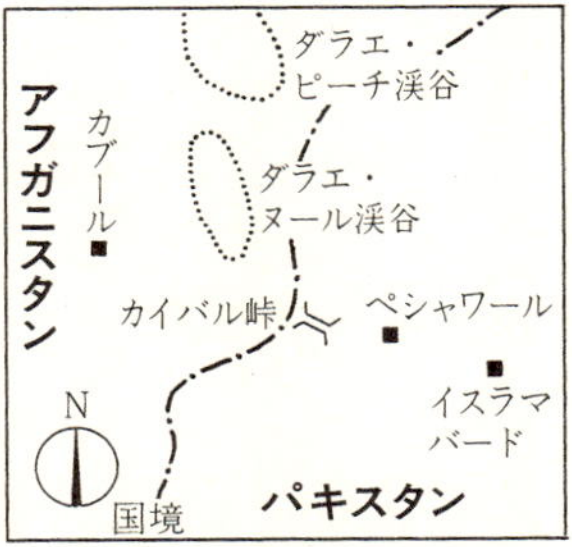

六月のペシャワールもカイバル峠も、酷暑である。じりじりと強烈な日射しが照りつける。樹木の少ない峠は殺風景な褐色の丘陵の連続であるが、その間をおびただしい蟻の大集団が移動するように、帰郷を急ぐ群れはおかまいなしにつづく。この降ってわいたような「帰郷難民」の大群は、多い日で一日なんと一万人にのぼる。アフガニスタン

の山岳地帯では夏よりも冬がきびしい。その前になんとか破壊された家屋を修理し、越冬の食料を確保しておかねばならないからだ。

見えざる平和勢力

この大移動が、国連や欧米難民援助団体をあざわらうように、その「帰還救援活動」が停止した直後に生じたのだから、まったくの皮肉といわねばならない。本書の後半でふれるように、外部の者が手をだせばだすほど、「難民帰還」が困難となり、泥沼の混乱を生じてひきあげざるをえなかったからだ。もはやだれも国連を信じなかった。つい最近まで「アフガニスタン難民のかってな帰郷は危険である」（UNHCR発行"Refugee"一九九二年一月号）と警告していたのである。軽蔑された国連の車両が各地で襲撃された。

すでに一九九二年四月はじめ、ラマザン（断食月）明けの祝日をひかえ、ペシャワールでは何かを待望する空気がみなぎっていた。それが漠然としたものであっても、明らかなひとつの時代の転換をだれもが意識していた。巷には終末的な救世主到来のうわささえささやかれ、戦闘はあちこちで影をひそめつつあった。百数十万人の死者と六〇〇万人の難民をだした十数年にわたる内乱のはてに、多くの難民に共通してい

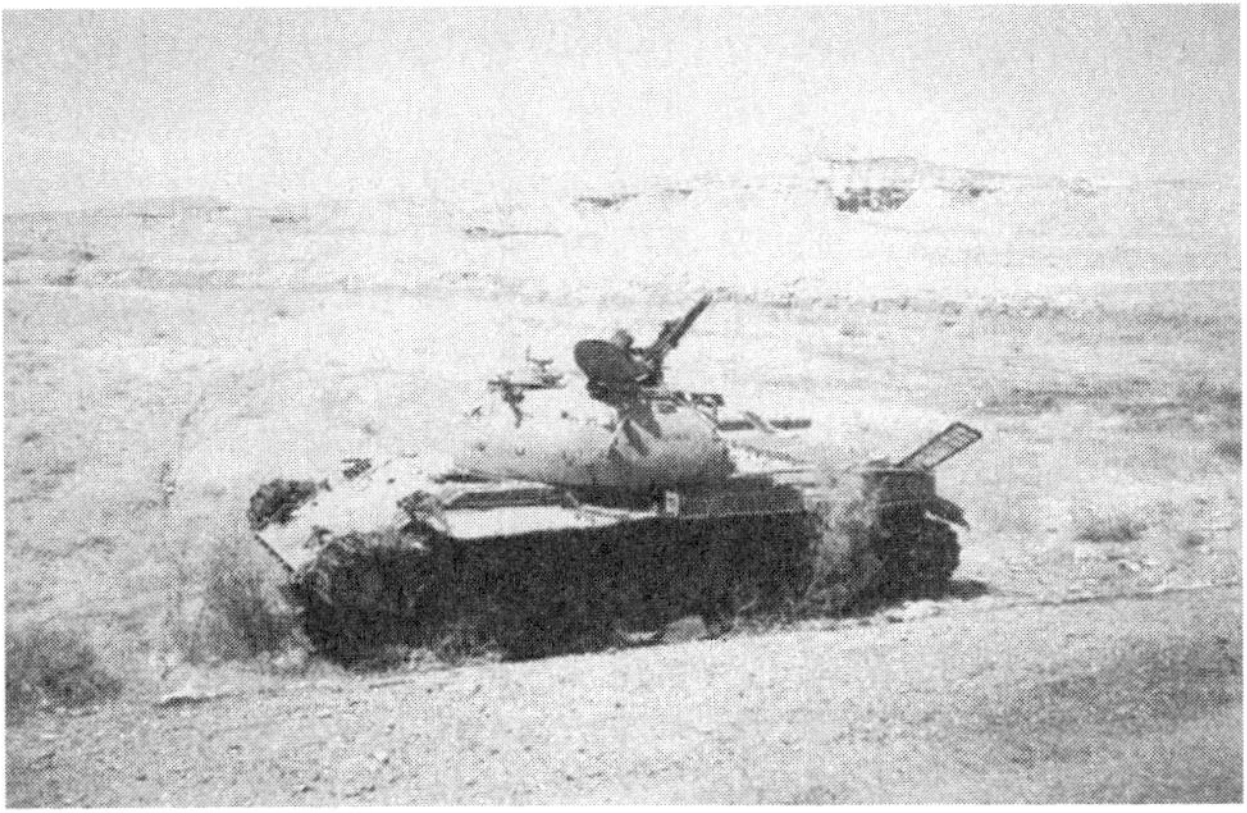

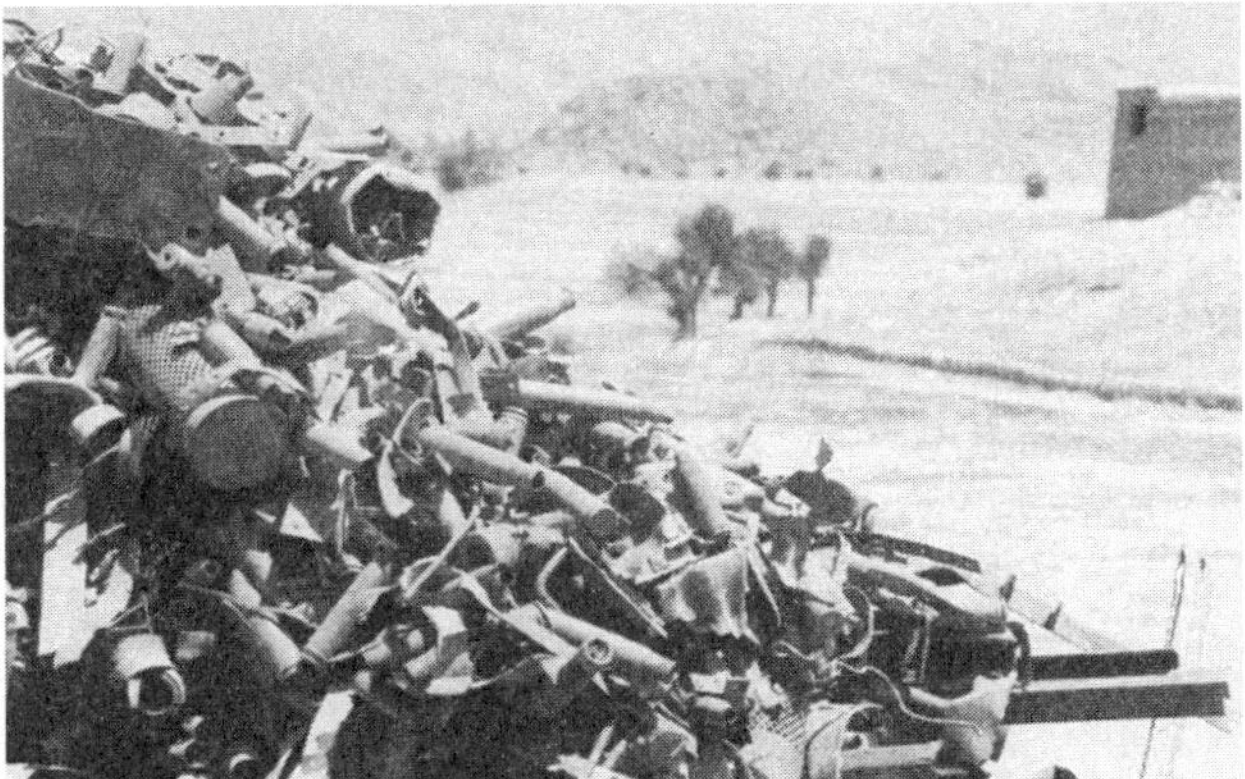

遺棄された政府軍の戦車（上）★と武器（下）。★

たのは諦観にも似た政治不信と疲労の色であった。だれもが政治的スローガンでおどらされるおろかさを身にしみて感じ、平和を切望していたのである。

日本国民の中には、もうアフガニスタンなぞ昔の話で、「難民が未だにいたのか」と驚くむきもあった。だがアフガニスタンが世界をわかせたのは、一九七九年のソ連軍侵攻のときだけではない。ソ連軍撤退前から、我われJAMSはあきらめの気持で「伝えられざる民の現実」をつぶさに見てきた。一九八八年のジュネーブで調印されたアフガン和平協定の時も、今にも難民帰還が実現するようなあやまった報道で世界中がわきかえったではないか。

しかしその後も米ソの武器援助はつづき、混乱はさらに拡大した。アフガニスタンはソ連・米国・中国製と、まるで地上戦の中小火器の巨大な国際市場の様相をていした。莫大な金を浪費した国連主導の「難民帰還計画」もまた、山師的なプロジェクトの横行と金による民心の荒廃のあげく、事実上終息した。軍靴で踏みにじられた人びとが、今度は援助の名のもとに札束で頬をなぐられたと感じたのは当然ともいえる。

世界の報道機関はうわべの政治的動きにまどわされ、カブール以外の全地域で展開している大きな平和へのうねりを伝えることができなかった。和平の動きは、人びとが自分で勝ちとったものである。戦《いくさ》に翻弄《ほんろう》された人びとのこの無言の圧力こそが、政治勢力の跳梁《ちょうりょう》を封殺したのである。

米国のてこ入れによって深刻化した政治党派の乱立・抗争も多くの者には無縁で、党派をこえて働く地縁・血縁関係のほうがもっと身近であった。大部分の声なき人びとは、何かの主義や思想で動いていたのではない。自分のアイデンティティを打ちこわす外からの脅威から郷土（国土ではない）を守る単純な動機で戦い、そして戦いを拒否したのである。

平和へのうねりは大国の干渉を打ちくだいた。アフガン戦争が冷戦構造下の米ソ激突の象徴であったとすれば、現在の動きは冷戦後の米ロの無能の象徴である。まぎれもなく、一つの時代の終焉《しゅうえん》であった。

七年前の一九八五年の暗いクリスマスの時期を思いうかべずにはおれなかった。ソ連＝アフガン政府軍はカイバル峠の国境の町トルハムを占領し、パキスタン側の国境線にしりぞいたゲリラ部隊との激戦がここでも展開されていた。自分は今そこに立っている。あのころパキスタン側のパシュトゥン住民も義勇兵として参加し、両軍の死闘がつづいた。ふもとのペシャワールでは砲声が間断なく聞こえ、市民は不安におびえていた。難民は月に五万人の規模でふえつづけ、アフガニスタン国内では各地に鬼気せまる地獄絵が展開したのである。のがれた難民数百名が一夜で凍死するという事件があいついだのもそのころであった。

あのとき、だれが今この明るい帰郷の群れを想像したであろう。過去の悪夢を知る者には、夢にまで見た光景であった。我われＪＡＭＳは、ある程度この事態を予測し、この数カ月前からアフガニスタン内部に診療所を設置して事態にそなえてきたが、「我われの仕事はこれからだ」と、だれもが新たな希望に燃えていた。

縁《えにし》――アフガニスタンとのかかわり

ヒンズークッシュの白い峰

私を最初にこの地と結びつけたのは、雄大なカラコルムの自然と私の好きな蝶であった。何もはじめから「海外医療協力」などという大仰な考えがあったわけではない。このことは、その後一〇年の我われの活動の性格を決定づけた。地面からわきだすように、人と人との自然な出会いの連続によって、活動と支援の輪が拡大していったのである。

一九七八年の六月、私は福岡の山岳会（福岡登高会）のティリチ・ミール遠征隊に参加して、はじめてヒンズークッシュの山々を眺望した。ティリチ・ミール（七七〇八メートル）は、西カラコルムのヒンズークッシュ山脈の最高峰で、ちょうどアフガニスタンとパキスタン北西部をへだてる美しい山である。我われの登山活動はパキス

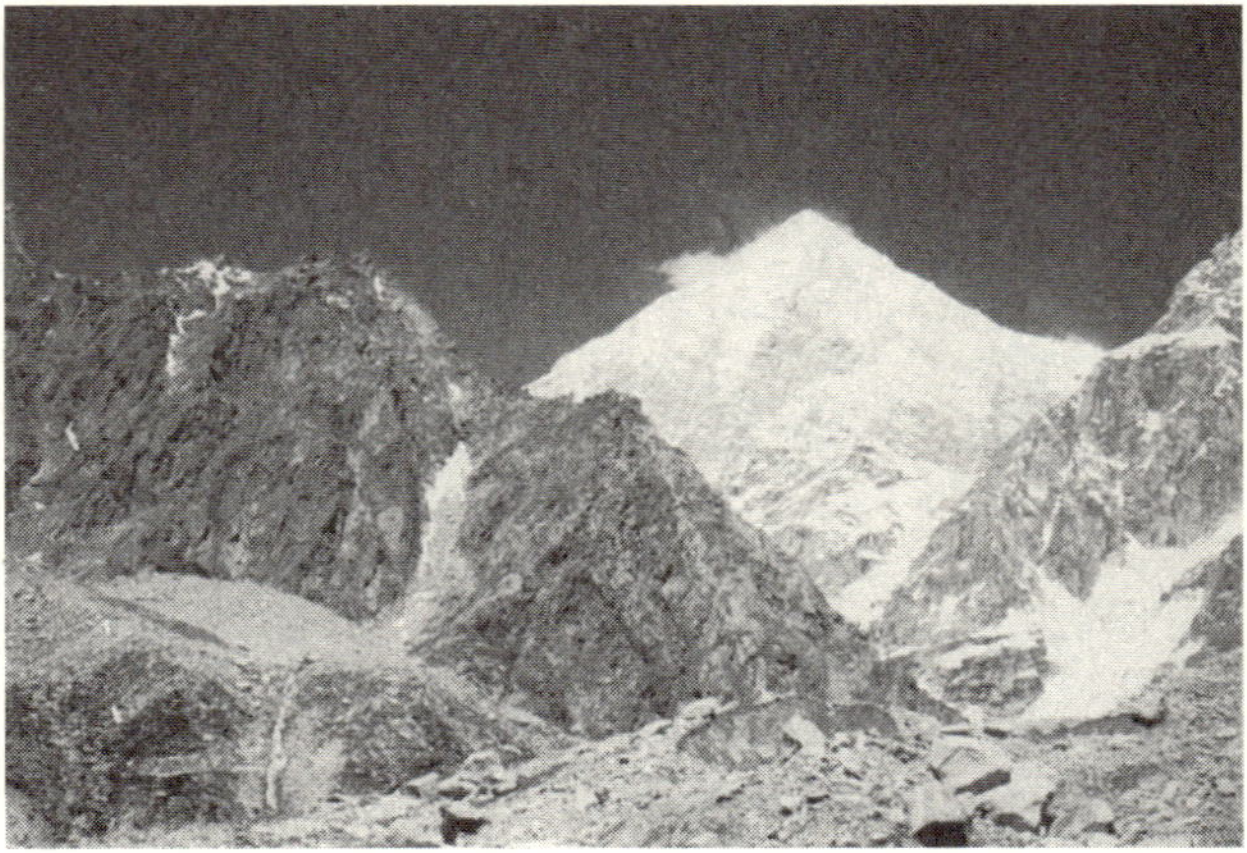

ティリチ・ミール（7708メートル）。

タン側のバルム氷河南壁から、標高三八〇〇メートルの地点にベースキャンプが設営されて行われた。

はてしなく連なる巨大な白峰がまず我われを圧倒する。見下ろせば、オアシスの村々もさながら緑の点となり、すべての人の営みが何か小さな、とるに足らぬもののように思われてくる。そこには、あらゆる人工の小細工を超越して君臨するひとつの力を感じとることができる。

山岳地帯の村落は、瓦礫《がれき》のような岩石沙漠の中で人工のオアシスとして散在している。強烈な陽光とまばゆい白雪をいただく荒々しい山塊のもとで、すべてのものが壮大な自然をとおして啓示される力の前にひれふしているように見える。

しかし、私をおどろかせたのは自然ばかりではなかった。はじめは興味本位で見ていた村人たちの生活も、ささやかではあったが診療活動をとおして身近になるにつれ、気が重くなることが多くなった。我われは連邦政府の観光省から住民の診療拒否をしないように申しわたされていたので、道々、病人たちを診ながらキャラバンをつづけていた。進むほど患者たちの群れはふえたが、とてもまともな診療はできなかった。有効な薬品は隊員たちのためにとっておかねばならない。処方箋をわたしてもそれがバザールでまともに手にはいることは少ない。結局、子どもだましのような診療のまねごとをして住民の協力を得るほかなかった。

慣れというものはおそろしい。日本で我われが享受している医療がいかに高価でぜいたくなものであるか、私の理解をこえるものがあった。山岳地帯の住民は自給自足で、現金収入は極端に少ない。日本で常識とされる治療はまず不可能といってよい。こんなところに生まれなくてよかったとわりきればそれまでだが、私はどうしてもそれができなかった。みちすがら、一目で病人とわかる村人に「待ってください」と追いすがられながらも見捨てざるを得なかった。重い気持ちでキャラバンの楽しさも半減してしまった。

村々で歓迎されると、釈然としないうしろめたさがかえって増した。職業人としてこれは深い傷になって残った。

異国への「郷愁」

その後なぜだかわからない。私はつかれたように機会をみつけては現地をおとずれた。バザールの喧噪《けんそう》や荒っぽい人情、モスクから流れる祈りの声、荒涼たる岩石沙漠、インダスの濁流。すべてこれら異質な風土も、かえってなじみ深い土地に帰ってくるような不思議な郷愁にとらわれるのだった。そして、こざかしい日本人論をこえて、人はやはり人であるという、当然だがみょうな確信を得てほっとするのである。

一九七九年一二月に家内とともにペシャワールからカイバル峠に来たことも、ありありと思いだす。国境の町トルハムに立った時、帰還難民であふれる一九九二年七月まで、それが最後の機会となるとは予想だにしなかった。「ソ連軍、アフガニスタン進攻」のニュースを聞いたのは私たちの訪問後まもなくのことだった。しかし、一三年後に私がアフガニスタン農村医療のために同じ地点に立っていようとは、なおさら想像外のことだった。

おりもおり、このペシャワール滞在中にサウジアラビアでメッカの「カーバ神殿占拠事件」の報が伝えられ、現地イスラム教徒にも深刻な衝撃をあたえたことを覚えて

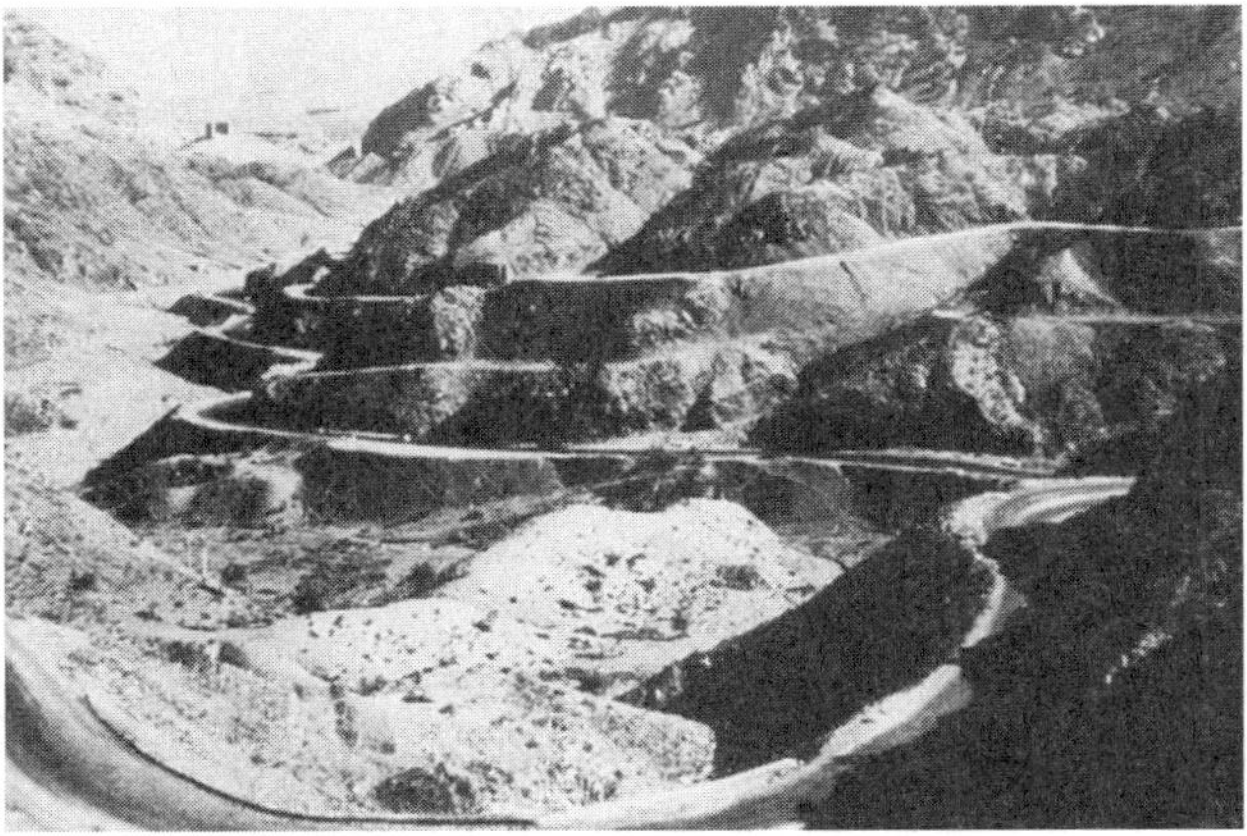

カイバル峠。

いる。CIA謀略説がたちまち流れ、通行中の欧米人が拉致された。タクシーの運転手が機転をきかせて群衆をさけ、宿に着いた時は日が暮れていた。

　ふだん洋服を着ているパキスタン人の山仲間がシャルワール・カミーズ（現地服）姿で現れ、安堵したようすで私たちを迎えた。

「どこに行ってたんですか。心配してました。ホテルは一時群衆にとりかこまれて大変でした。アメリカ大使館が襲撃されて、一〇人以上が殺されたり重傷を負ったそうです。大使館員の一部がこのホテルに退避したので、このホテルもおそわれたのです」

　知らぬが仏の私たちが帰ったときは襲

撃の終わったあとだった。棒きれや石ころがあたりの路上に散乱していた。欧米人の宿泊客は通夜のように静かで、異様な雰囲気につつまれていた。だが「暴徒」はアメリカ大使館員を殺傷して、ホテル内の「パン・アメリカン航空事務所」だけをみごとに破壊し、ほかには手をださなかった律義さには驚いた。

まのあたりにしたこのはげしい反英米感情の背景を知ったのは、ずっとあとのことだったが、家内はぶっそうな出来事にさすがに不安をいだいたらしい。しかし、当時ののんびりしたペシャワールの町並みと人情は、それを帳消しにしても魅力的だった。

カイバル峠ではロシア人のコムソモール（共産主義青年団）の一団が楽しそうに観光に来ていたし、商売気のないバザールの主人は珍客の外国人を無理やりひきとめては茶をすすめ、「外国事情」を楽しんでいた。自動車はバスとトラックだけで、タンガ（馬車）が市内では多く、人ごみの喧噪は心地よかった。内乱のうわさにもかかわらず、ラクダを連れた遊牧民はものものしい国境警備のアフガン政府軍の兵士たちをしりめに、ゆうゆうと行きかっていた。

この訪問が酷暑の夏でなかったことは、幸か不幸か、よい印象を家内にあたえたようである。しかし、私の心中にある何ものかを直感的にかぎとったのか、私にたずねた。

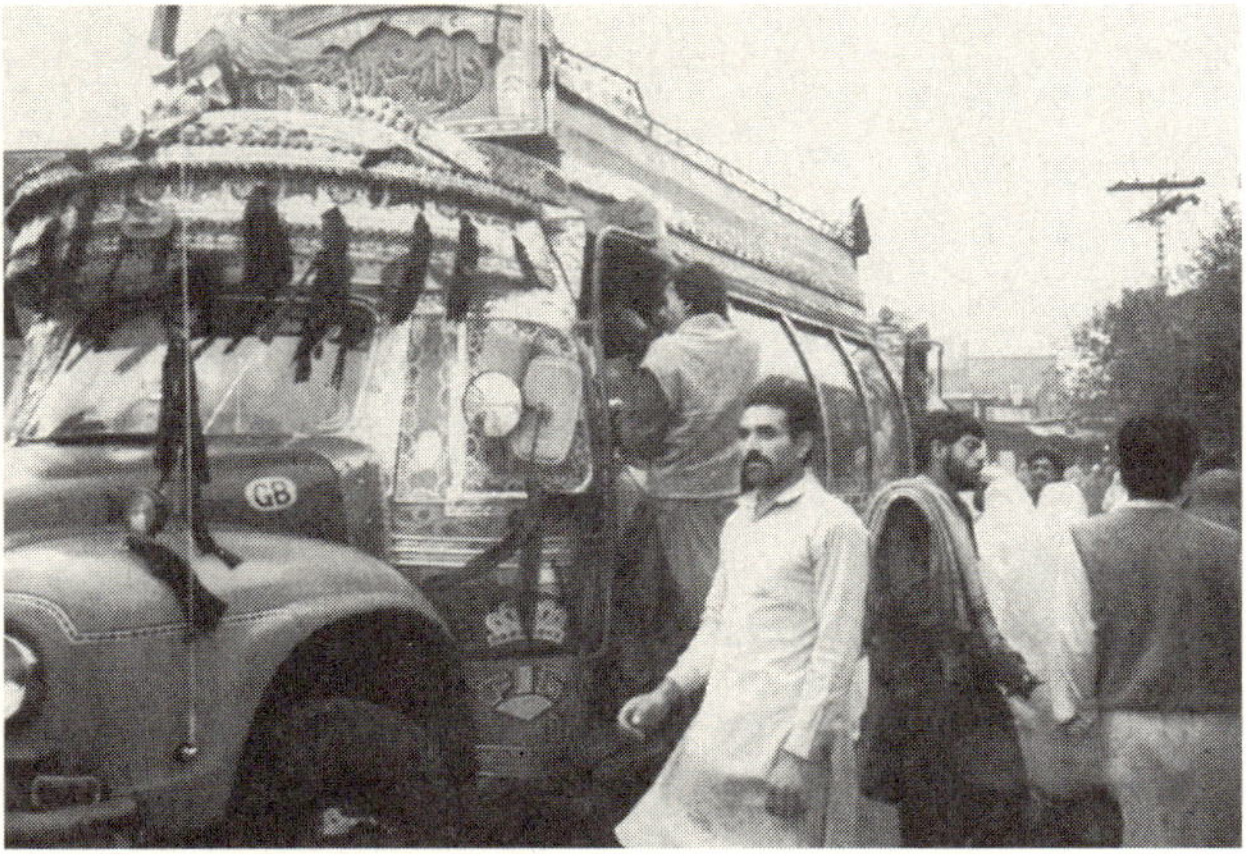

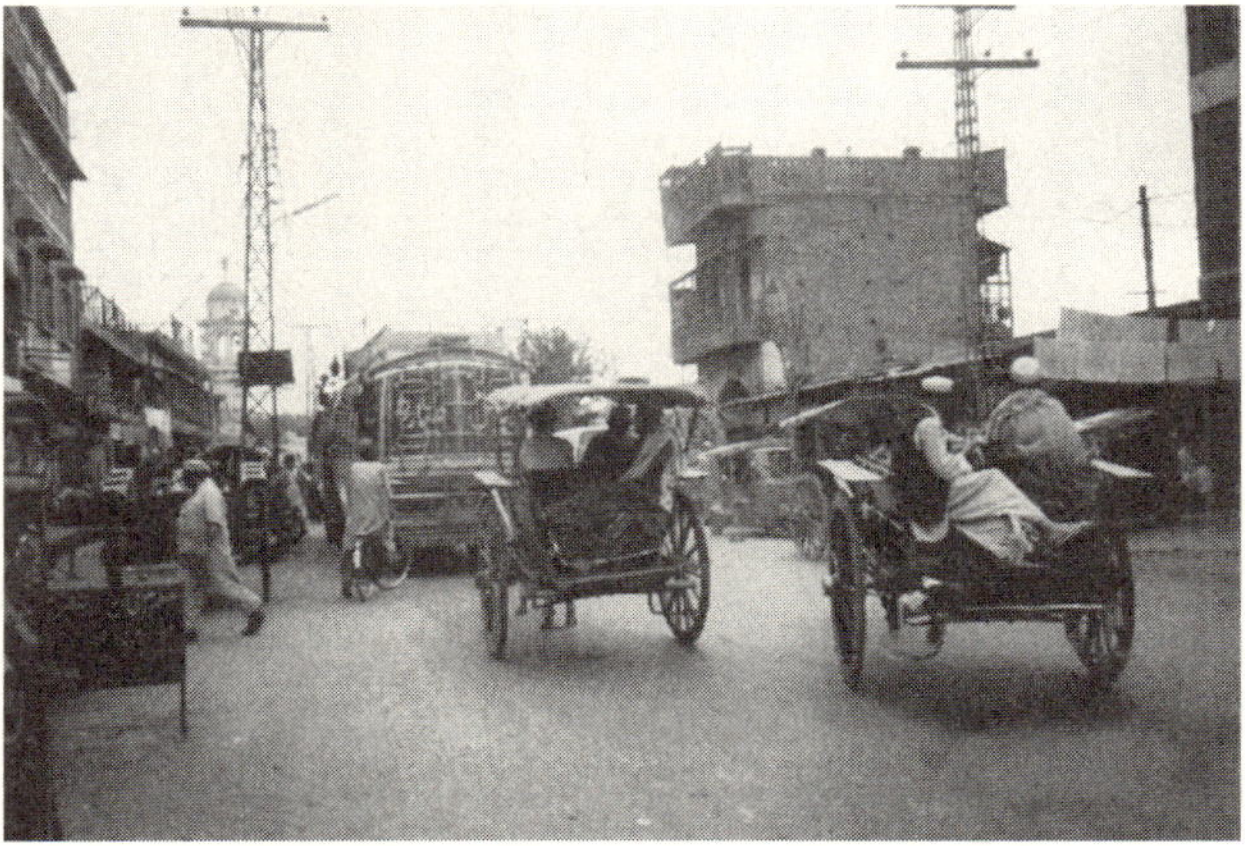

ペシャワール市内（上・下とも）。

「まさかこんな所で生活することはないでしょうね。おもしろそうな所だけど……」

私も「何をバカな」と打ち消して笑った。うそではなかった。何かの強い求心力をこの地に感じていたのは事実だが、かくしていたのではなく、ティリチ・ミール以来の経緯をめんめんとのべるのが面倒なので、だまっていただけである。それに家内は、典型的な日本人主婦で、日本をはなれては生活できないだろうと本人も私も信じきっていたのである。

この三年後、ペシャワール・ミッション病院の院長が、ふとした思いつきで日本に立ちより、ある海外協力団体に日本人医師派遣を要請することなど知る由もなかった。気まぐれにとった連絡がこの要請に応ずるハメにおちいった時、「あそこはまんざら知らない所でもないから。ほかの所なら別だけど」と平然とのべたのは家内である。してみればあの旅もまた、現地に導く縁《えにし》のひとつであった。

人の定めはおしはかりがたい。こうして不思議な出会いの連続は、この辺境の地に私をよびもどし、さらにアフガニスタンへと私をさそいだしていった。

一九八三年九月に私は家族を引き連れて英国の熱帯医学校に留学し、一九八四年五月、パキスタン北西辺境州の「らい根絶計画」に民間側から側面援助をうちこむため

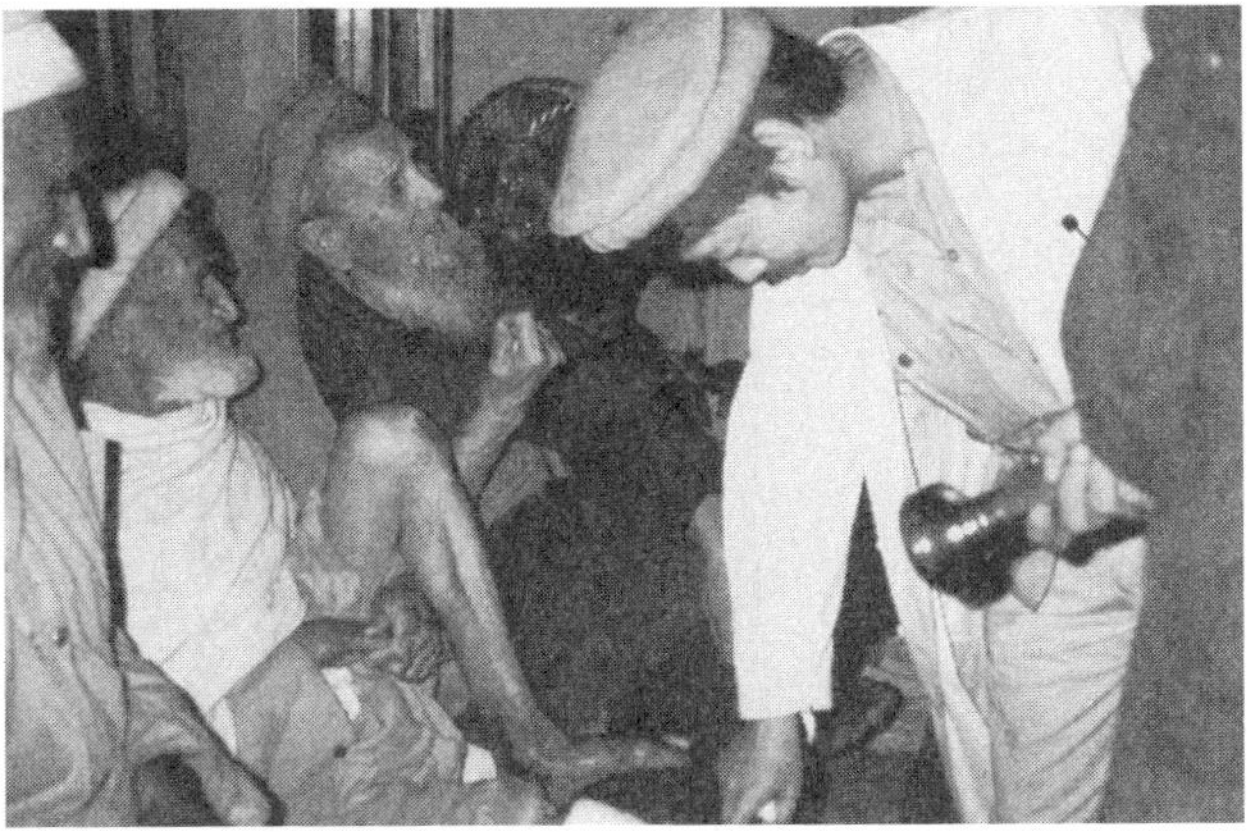

ミッション病院の患者を診る中村医師。

に、ペシャワールに着任した。

一九八六年には必然的にアフガニスタン難民問題にまきこまれ、アフガン人チーム（現JAMS＝日本—アフガン医療サービス）を組織した。

一九八七年には活動を国境山岳地帯の難民キャンプに延長し、一九八八年にソ連軍撤退にともなって「アフガニスタン復興」の農村医療計画を立案、一九八九年以来アフガニスタン北東部へ活動を延長、今日にいたっている。

当地への赴任は最初にヒンズークッシュ山脈を訪れたときのひとつの衝撃の帰結であり、あまりの不平等という不条理にたいする復讐でもあった。

しかし同時に、すべてのいきさつは、

ただ縁《えにし》のよりあわさる摂理である。人のさからうことができぬものである。多くの出会いがあり、多くの別れがあった。私を当地に結びつけた多くの知人、友人、先輩もこの一〇年という短い期間に世を去った。「人は生きているのではなく、じつは生かされているのだ」と私はしみじみと思うのである。

アフガニスタン——闘争の歴史と風土

日本人のアジア観

中央アジアと西南アジアは我われ日本人にとって、もっともなじみのうすい世界のひとつである。西域とシルクロード、石油問題、ガンダーラ文化、アラビアン・ナイト、イスラム革命、湾岸戦争などがごちゃごちゃになっていて、なかなか理解しがたい。ソ連の崩壊で突如として新たな共和国が北方にくわわり、ますます混乱してくる。アフガニスタンは、地理や歴史でもインド・ペルシア世界の片すみの出来事としてわずかしかふれられない。

「ペシャワールで働いている」といっても、よくわかってもらえないことが多い。

最近でこそイスラム世界の動乱などである程度は理解されるようになったが、いっぽうでますます我われ日本人の目は西欧を向いている。ほとんど自分を西欧諸国の一員とさえ思いこんでいるように見える。だが、この世界観は、ほんのここ一世紀、「文明開化」とともに我われの頭脳の中に移植され、戦後教育によって強化されたものである。中国は別として、我われのアジア観はたいていヨーロッパからの借用である。

国家観もそうである。島国の、ほとんど単一民族といえる日本人は、アフガニスタンやパキスタンというとアフガン人・パキスタン人という民族と固有言語があると錯覚しがちであるが、そうではない。アジア世界では日本や韓国など、単一の言語で比較的等質化された人びとをまとめうる国家は例外中の例外である。

中央アジアでいえば、カスピ海からペシャワールまで、地図上の国境線では見えぬひとつの文化圏が存在する。イスラム自体が一種のインターナショナリズムを基調としており、部族的な割拠性は保ちながらも、人びとは「イスラム教徒」として同一性を自覚するのが普通であった。彼らにとって、国家とはつけ足しの権威であり、自分の生活を律する秩序とは考えられていないのである。日本人にはこの事実がなかなか伝わりにくい。

だが西欧型近代国家は、まさに明瞭な国境・領土と国民の均質化を要求するという点で、「非アジア的」であり、その国家観でアジア諸国を論ずるのがそもそも無理なのである。理解しにくい中近東の複雑なもめごとも、これを「国家」と見るからこそわけがわからない。第一、直線で引かれた自然国境などありうるはずもない。戦前の地図と比べてみればわかる。アジア諸国の現在の国境は、西欧列強のアジア分割支配の歴史の痕跡である。もし、これが前近代的な「○○帝国の版図」であれば、各地にまとまる民族・部族集団が強大な支配者の顔を立てて、適当に面従腹背しておればよい。自治はもちろん保証される。現在のような難民や民族問題は存在しなかっただろう。

民族のモザイク

アフガニスタンのどまん中をつきぬける巨大な山脈、「ヒンズークッシュ」という名は、「インド人殺し」という物騒な意味である。近代になって英国とロシアの抗争の舞台となるまで、インド亜大陸の住民にとって「アフガニスタン」は、そこからつねに征服者と略奪者がたち現れる、恐怖と未知の世界だった。アーリアンの侵入にはじまって、アレキサンダーからムガール帝国まで、無数の征服と闘争の歴史は、地理的条件とかさなって、割拠対立の気風を住民にうえつけた。日本人の漠然とした仲間意識では理解をこえるものがある。

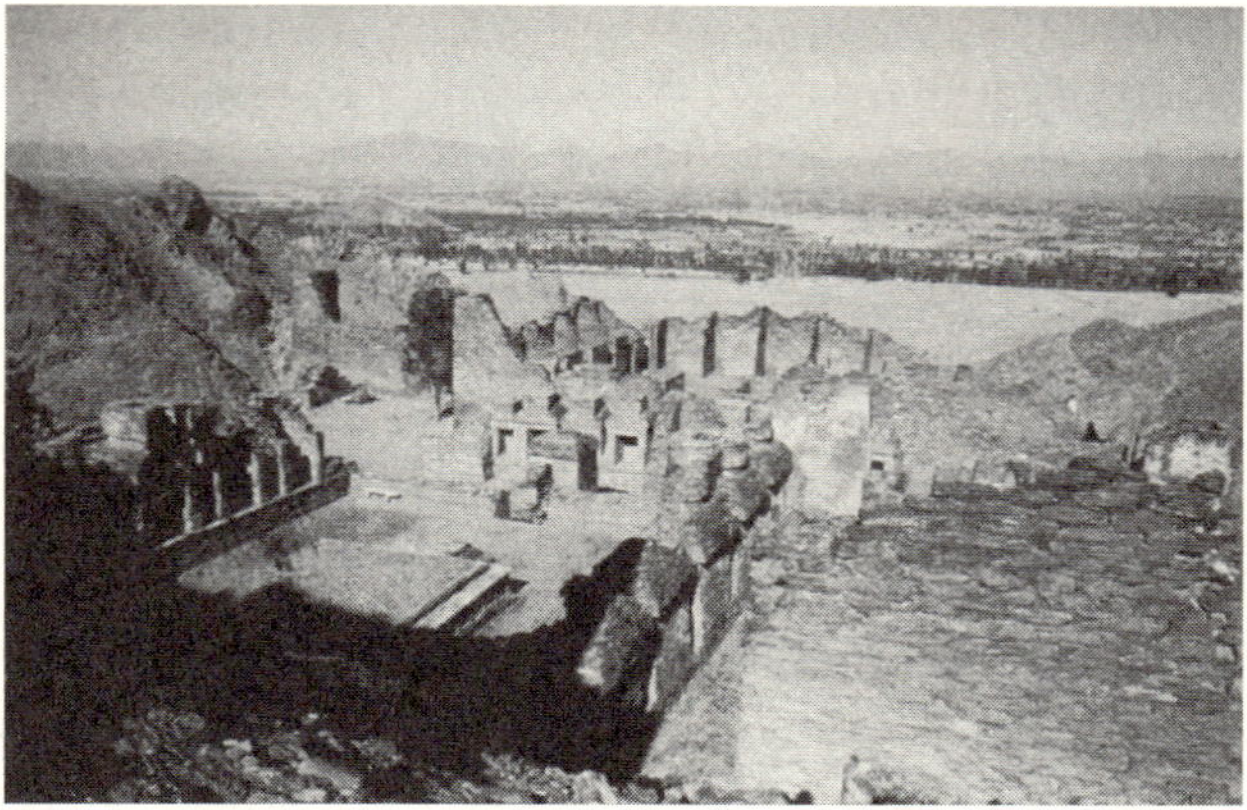

かつて栄華をほこった都も今は廃墟に。

アフガニスタンは、ペルシア世界とインド世界が中央アジアでおりかさなる地域であり、独特の世界を現出している。現在の廃墟からは想像もつかないが、このアフガニスタン一帯こそ、昔は世界の主要交通路であり、海路が主力にかわる一八世紀まで、もっとも繁栄をほこる世界貿易の要衝だったのである。

民族的には、スレイマン山脈を根城にするパシュトゥン部族が支配的民族で、母語はパシュトゥ語である。国際語として通用力のあるのはペルシア語で、北西辺境州ではパキスタンの国語であるウルドゥ語と拮抗している。北方にはトルコ系のウズベク族、トルコマン族、タジク族が主力で、ほとんどはペルシア語化している。

タジキスタン
キルギス族
トルコマニスタン
ウズベキスタン
トルコマン族
ウズベク族
タジク族
フンザ
チトラール
ギルギット
ヌーリスタン族
コーヒスタン族
イラン
アイマク(トルコ系)
ハザラ族
カブール
ペシャワール
アフガニスタン
パキスタン
パシュトゥン諸部族居住地
パンジャーブ系
バルーチ族

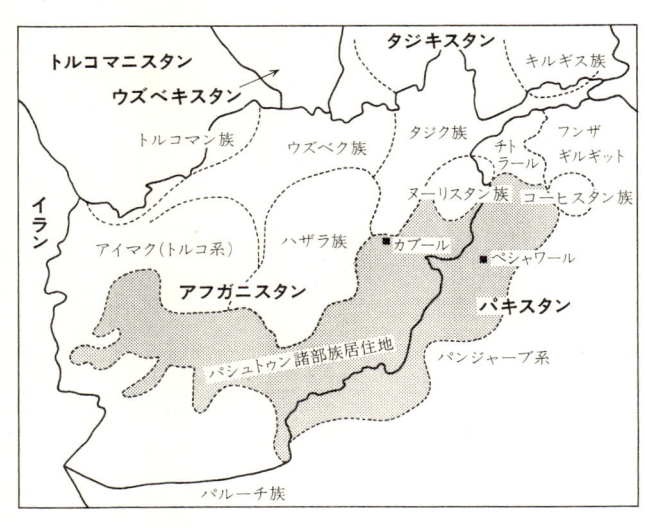

山岳地帯の少数部族は、ハザラ、モゴール、チトラール、ヌーリスタン、フンザ、ギルギットなど、それぞれに独自の言語を持つ小民族―部族集団を形成している。群小の民族を入れると三〇以上にものぼる。住民の九九パーセント以上がイスラム教徒で、「イスラム」はこの複雑な民族構成をまとめるきずなとして重要な役割をはたしている。

私をひきつけるアフガニスタンの魅力のひとつは、その壮大な多様性にある。歴史的な重層性は古代から現代にまでおよび、民族集団も全ユーラシアの種族を網羅する。まるで数千年の歴史が圧縮されたように、過去の民族・宗教集団が存在する。

ローマに討たれて散ったユダヤ人、古代ペルシアのゾロアスター教徒、アレキサンダー帝国を継承したギリシア系住民、侵入したサラセン帝国やモンゴリアの末裔《まつえい》、モンゴル人に追われたイスマイリ教団、東方から追われて南下したトルコ部族、ジプシー……、島国の住民たる我われには想像を絶する規模だ。

しかも、それらが伝統的形態を守ってたがいに共存している。ヒンズークッシュ山脈の地理的条件がそれを可能にしたのか、あるいはユーラシアの民族・文化の激流にもまれてきたせいか、人びとは異質な生活集団と共存する知恵、「国際性」とでもいうべき広大な容量をそなえている。

パシュトゥン民族

多数派民族のパシュトゥンはその数推定一六〇〇万人、現存する世界最大の部族社会といわれ、アーリアン系である。パキスタン側の北西辺境州全体で約九〇パーセント、アフガニスタンで約五〇パーセントをしめる。文化・言語ともに同一で、パキスタン側の国境地帯は「自由部族地域」と称し、連邦政府はほとんど完全な自治をあたえている。

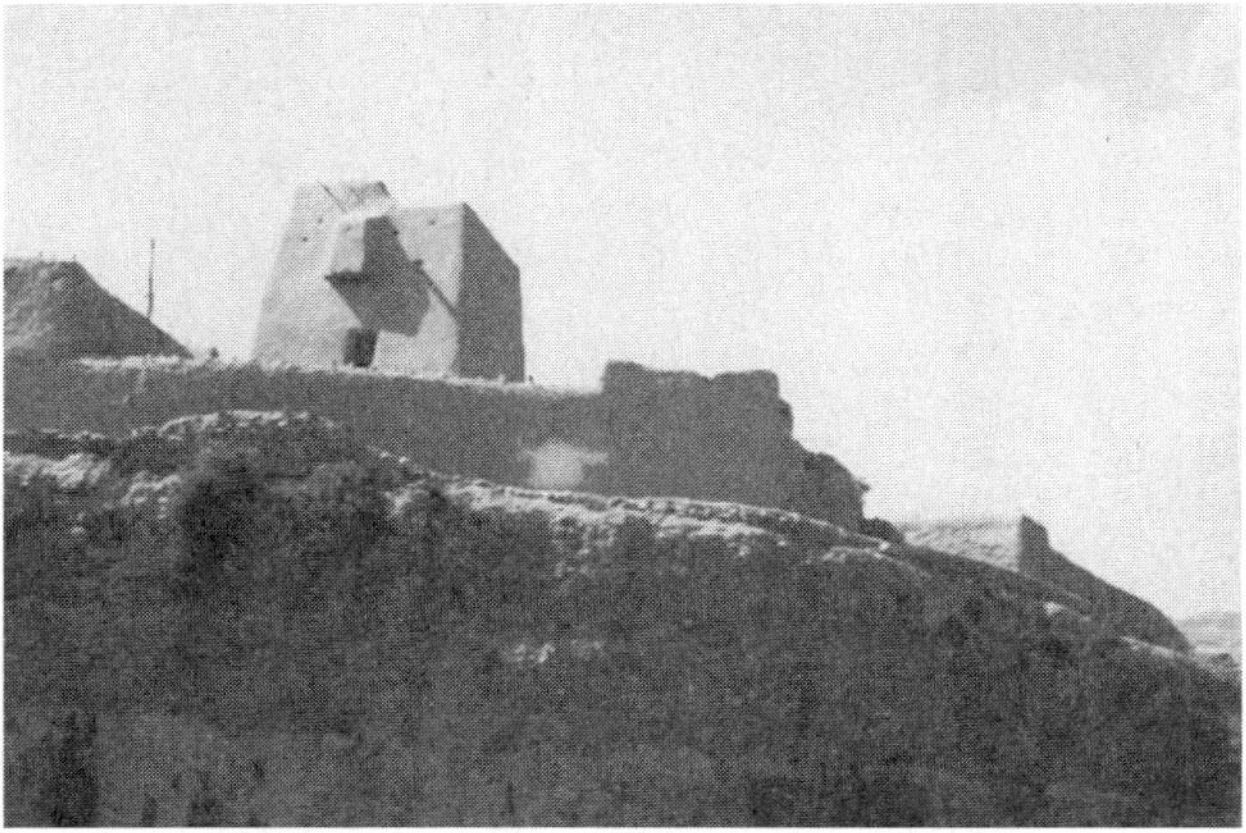

パシュトゥン部族の典型的な家。

パシュトゥンの一体感ということで生き生きと思い出される滞在中の出来事は、「辺境のガンジー」と称せられた反英運動の闘士、アブドゥル・ガッファール・カーンの死（一九八七年没・九九歳）である。彼の生きざまは「非常にパシュトゥン的」で、パシュトゥンにはこのような強烈かつ剛直な個性の持ち主が多い。

彼は最後までマハトマ・ガンジーの国民会議派を支持して、パキスタン構想に反対しつづけ、「パシュトゥニスタン（パシュトゥン人の国）」の分離独立を主張した現地の英雄である。ガンジーの非暴力・不服従を奉じて「赤シャツ隊」をひきい、英国官憲の弾丸の雨をものともせず、同志の屍をこえて敢然と行進する様は敵をふるえあがらせた。英国人の中には発狂する者もでたという。

彼はペシャワール近郊のチャルサダの出身者であったが、「パキスタン国家」を認めず、一生の大半を牢獄で暮らし、「死んでもパキスタンには葬るな」との遺言をのこして死んだ。これを尊重して遺体はアフガニスタン側のジャララバードというところで埋葬された。当時、アフガニスタン政府軍とムジャヘディン（イスラムの戦士）・ゲリラは文字どおり死闘を展開していたにもかかわらず、戦闘が完全に停止して、北西辺境州の住民ばかりか、相争うアフガン人戦闘員もともにこの老闘士に最敬礼をささげた。

一九八七年三月、私はペシャワールではめずらしく雨の降るなか、カイバル峠をこえてつづく荘重《そうちょう》な葬列に居合わせた。その時沿道の人垣のなかで、あるパシュトゥンの退役軍人がさけんだことばが今でも耳に残っている。

「なんで我われがおたがいに殺し合わねばならないんだ。コサックとカウボーイどもを直接シベリアで戦わせろ！」

アフガニスタンでもパキスタン北西辺境州の自治区でも、近代的な国家権力は存在しない。すべては伝統的に共通する慣習法の下で裁かれる。徹底した復讐法によってたがいの暴力行使を牽制《けんせい》しあっている部族社会という特質をそなえている。インド亜大陸で「パシュトゥン(アフガン人)」の名は、好戦的な征服者のイメージとかさなって、一種の畏怖・恐怖心をともなって語られることが普通である。

学校教育はあまり普及しておらず、就学率は低い。ただ、何をもって「教育」とよぶかは別で、将来の糧《かて》を得るための技術教育ならば家業の手伝いをしておればよいし、道徳・宗教教育ならば村のモスクを中心にイスラム的な人間教育がなされる。有効識字率は一〇パーセント未満と思われ、読み書きができるだけで農村では尊敬を受ける。もっとも、「識字率」とは都市化の指標であって、文化の高さを示すものではない。事実、読み書きのできぬすぐれた詩人も多い。「就学率」にしろ「識字率」にしろ、これらをゆたかさと進歩の尺度とするかどうかは別問題である。

山村では貧しいが自作農が多い。ザミンダール(地主)と自称する者でも、せいぜい数十名の小作を養っている程度で、質素である。このような自作農民と小地主群が血縁関係で結束し、おおざっぱに、家族―氏族―部族の単位を形成する。「パシュトゥンに半人前はいない」という独立覇気の気風は、それぞれが一国一城のあるじという小地主制度を基盤とするもので、農村では農具とならんでライフルが不可欠のものである。武士と農民が未分化で、いまだに血縁関係の強固な古代末期から初期封建社会であると考えてよかろう。

このような農村社会の基礎構造にくわえて、大きな盆地の封建領主・荘園制度、平野部の国有地、遊牧民を許容する「入会地《いりあいち》」的な制度、大都市近郊に見られる投機的な土地所有がくわわり、さらに、工業化にともなうしばしば悲劇的な、農村の分解過程がかさなってくる。土地所有においても、古代から現代までが容赦なく重層的におりかさなっている。

英露の確執とデュランド・ライン

植民地時代の不自然な国境線がわざわいのもとになっているのは、ここでも深刻である。現在のパキスタン北西辺境州とアフガニスタンとの国境線はデュランド・ラインとよばれ、一八九三年、英国とロシアとの対立のはざまで住民の都合を無視してひかれたいわば暫定《ざんてい》的な軍事境界線である。

当時インド防衛を至上目的とする英国は、南下してくるロシアに対抗するためさかんにアフガニスタン征服をくわだてたが、パシュトゥン諸部族の抵抗で敗退した（第一次英国―アフガン戦争・一八三八―四二、第二次英国―アフガン戦争・一八七八―八〇）。「アングレーズ（英国）」が敵の代名詞として用いられるようになったのはこの時からである。

いっぽうロシアもまた、積極的な南下政策で次つぎと中央アジアの諸民族を征服してアフガニスタンにせまったが、トルコ系諸部族のはげしい抵抗でアム川をこえることができなかった。そこで英露の間でアフガニスタンを緩衝地帯とする気運がたかまり、かってな国境画定作業が地元民を無視して次つぎと行われた。

はぎとられるように周辺地帯は英露の領土に組みこまれ、征服の空白地帯としてアフガニスタンは残された。日露戦争でのロシアの敗北（一九〇五年）は、英露両帝国にアフガニスタン征服を決定的にあきらめさせ、緩衝「国」として放棄し、ペルシアでの勢力圏を分割し、いちおうの縄張りを決定して安定を見た（一九〇七年、英露協商）。

英国にあずけた外交権が正式にうばいかえされたのは、第一次大戦後アフガン軍が英印軍を破って侵入した一九一九年のことであった（ラワルピンディ条約）。この時、アフガニスタン・英国の間で「勢力範囲」とされたのがデュランド・ラインである。

こうして、デュランド・ラインは、スレイマン山脈を中心にひろがるパシュトゥン部族の居住地をまっ二つに分けてしまった。英国の残したこの迷惑な遺産は、パキスタン政府にひきつがれた。一九七九年のソ連軍介入以後、アフガニスタンの内乱が本格化、二七〇万にものぼる難民が北西辺境州に流入して、ペシャワールは内戦指導の根拠地となる。大部分の住民にとっては、ロシアがソ連に、英国がアメリカにとってかわってもどうでもよいことだった。一世紀前と同様に、彼らは宿敵たちにたいして、侵されれば戦い、利をうれば和睦し、敵を翻弄《ほんろう》して、たがいに分裂しつつも自由でありつづけるにちがいない。

人びとともに——らい病棟の改善と患者たちとのふれあい

らい——人間の病

ペシャワールでの我われの活動のふりだしは、「らい根絶計画」への参加であった。一九八二年一二月、私の初期の派遣団体であったJOCS（日本キリスト教海外医療協力会）の意をくんで、ペシャワール・ミッション病院を視察したことがある。

じつはこの時、病院側がほしがっていたのは外科医や内科医で、一般診療部をたてなおすことが強い要望だった。だが私の目をひいたのは、病院の片隅におかれている貧弱な二〇床のらい病棟だった。その翌年に北西辺境州政府の手による「らい根絶五カ年計画」がスタートし、ミッション病院もその一翼を担うということを知った。

ペシャワール市内にはほかに、ペシャワール大学のカイバル医学校と付属病院、研修病院があり、いずれも一〇〇〇床ちかい大病院で、医師も医療技術者もたくさんいた。しかも医師の急増で「失業者」がでるという予測さえあり、内科や外科の一般診療ならば何も外国人の医師が来る意義があるのかという印象を受けた。私が考えたのは、無医地区の医療問題はあくまで地元の医療行政問題であって、外国人がその興味のおもむくまま「活躍する」とあっては、周囲のバランスをくずし、有効な協力とはならないということである。

現地のゆきとどかぬところを補い、地元がやりたくてもできないことを支えるのが協力というものである。外国人が自国で喝采《かっさい》を浴び、地元ではひんしゅくを買うという事態も多い。そこで「人のやりたがらぬことをなせ。人のいやがる所へゆけ」というのが指針で、よりニーズが高いにもかかわらず力が注がれていない、らい病棟に努力を集中するよう私は決めた。

内科や外科ならば、水準が高いとはいえなくても多くの医師が現地にはいる。しかし、らいとなれば、パキスタン全土で数万の患者をかかえながら全国で専従医師五名、うち外国人医師三名という状態で、当時北西辺境州には皆無であった。外国人医師としておもむく意義を思えば、これは当然の決定だった。また、ほとんど何もないらい病棟で、わずか数名のスタッフたちが悪戦苦闘しているさまは、見捨てておけない状態でもあったからである。

こうして赴任後の前半はらいの仕事を中心に展開することになった。

らいについて

ここで少し、「らい」という病気についてふれておこう。

「らい」とは、結核菌に似た好酸菌、らい菌（mycobacterium leprae）による慢性の細菌感染症である。新しい患者がほとんどなくなりつつある日本では、若い人びとにはピンとこないかもしれないが、古来から特殊な差別・偏見の対象とされた病気である。最近ではその差別的なイメージをきらい、とくに報道関係者の間では発見者の名を冠する「ハンセン病」のよび名が用いられるが、「らい」という正式の医学名を用いることにしよう。差別の根底にふれずに、代用語でうわべをとりつくろうのはよくない風潮である。

歴史的にいうと、今日定説になっているらいの発生地は北インドである。地中海世界でひろがりはじめるのがアレキサンダーの東征（前四世紀）以後と一致するので、おそらくギリシア兵士がインドからもちかえったとされている。中国世界に拡大するのも西域経営以後のことである。当時インド・ペルシア・地中海・中国の各世界をむすぶ要衝《ようしょう》は、アフガニスタンと北西辺境州あたりである。我われはまさに、らいが世界中にまき散らされた歴史的地点で「根絶計画」に協力していることになる。

らい菌はおもに皮膚と末梢神経をおかす。それゆえ、さまざまの皮膚症状と感覚障害、時に運動麻痺が主症状となる。進行すると顔面に変形をきたし、運動神経麻痺をそのままにすると手足の拘縮《こうしゆく》をおこして機能障害はもとにもどらなくなる。眼がおかされると角膜炎や虹彩炎をおこして失明につながる。温痛覚が失われると火傷《やけど》や怪我をしてもわからない。足の裏には足底穿孔《せんこう》症という、いわば足に穴があくやっかいな合併症も生じる。

らい菌にたいしては現在では治療薬が開発され、早期に治療をはじめればほぼ完治する。しかしいったん生じた神経障害は回復しにくく、機能回復のためのリハビリテーションや手術が行われる。らいのケアとは、皮膚科、整形外科はもちろん、内科、眼科、神経科、形成外科、リハビリテーション、さらには社会的偏見下のソーシャル・ワークなどが動員される、文字どおりの総合医学である。

以上のように、らいは治せる感染症のひとつとなり、現在では外来中心の治療で、ひどい合併症のある時だけ入院させる。かつてのような隔離対策は行われない。日本では約八〇〇〇名の患者がいるが、新患者はほとんどなくなって、病気そのものは偏見をおきざりに終わりにちかづいている。

しかし世界的に見ると、推定患者数一一五〇万人、うち治療の経歴があるもの五三〇万人（WHO・一九九〇年）といわれる。多発地帯は発展途上国に集中している。本病は気候ではなく貧困と比例する。多くの「熱帯病」とよばれるものはそうで、かつて欧米や日本にも存在していたものである。WHOは以下のように報告している。

一九七〇年　　一一〇〇万人以下
一九七五年　　一一〇〇万人以上
一九八〇年　　一五〇〇万人
一九九〇年　　一一五〇万人

「らいは治る」とたからかに宣言されて四〇年以上になる。らいの治療学は飛躍的に進歩したのに、病気は目立って減る気配はなく、「少なめに報告される」ことをWHOも認めている。「南北問題」は、らいひとつをとっても絶望的な様相をていしているといってもおおげさではない。

貧しい現地で病気との戦いはしばしば予算との戦いである。ことに長期の投薬をようするらいのような慢性病の治療は、ほかの急性で致命的なものにくらべるとぜいたくとさえ思われる。対策が後手《ごて》にまわるのはやむをえないのである。わずか数百円程度の薬が買えないために死んでゆく者は数知れない。死の直前に数百万をおしみなく投ずる日本の医療は、かなわぬ夢である。

このため、日本の数千分の一という保健財政で多くの者を助けるとなれば、どうしても犠牲者数の多いほかの急性疾患に重点がおかれざるをえない。同時に慢性疾患にたいしては、治療期間の短縮が試みられる。予防から手をまわす保健衛生対策が重要なことはもちろんである。

全体のきびしい医療事情からすれば、結核コントロールと併合するのが効率的であるという考えがある。合併意見が結核の側からは強く、らい関係者の頑迷さにたいするつぶやきと嘲笑も一度ならず耳にした。しかし私にいわせれば、この「頑迷さ」こそが、長年の忍耐が必要ならいとの格闘を支えてきたものである。

らいの仕事にたずさわる者は、その愛憎、醜悪さと気高さ、深さと軽薄さ、怒り、哀しみ、喜び、およそあらゆる人間的事象に、極端な形で直面させられる。人間を数字やプランだけではあつかえぬ何ものか、経済効率の優先でおきざりにされてはならぬ何ものかが、らい治療にたずさわってきた人びとの心の奥に根をおろしているからである。医療が人間を対象にするものであるかぎり、私自身は彼らの頑迷と偏屈に親近感をおぼえている。

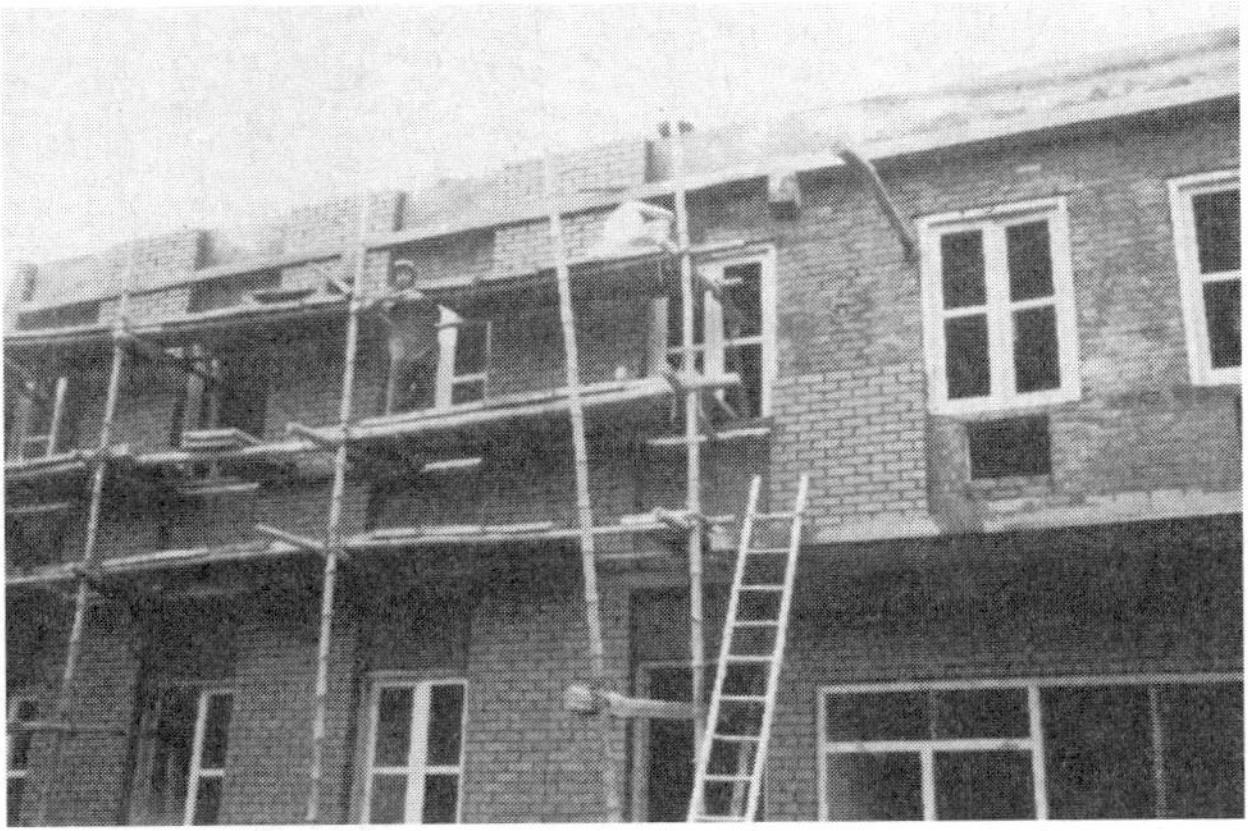

日本側の資金で建てられたらいの新病棟（ミッション病院）。

ともあれ、こうしてはじめかららいの仕事にたずさわったのは、その後の現地活動を展開するのにおおいに幸いだった。外国人のふれることができない現地事情を、底辺の人びととの濃いつき合いをとおして、下から理解できたからである。

複雑な対立

まず私が着手したのは、らいセンターの充実である。

当時、北西辺境州のらいコントロール計画は新局面をむかえようとしていた。州政府の保健衛生対策の一環として北西辺境州全土に根絶計画が進みつつあった。北西辺境州全体の登録患者は二四〇〇名、このうち一一〇〇名がペシャワール・ミッション病院の手による登録で、女性患者は二〇パーセント程度であった。合併症の入院治療能力は、一九八四年に新設した公営センターが二〇床《しょう》、ミッション病院と合わせて四〇床しかなかった。

新登録患者が爆発的にふえるのは目に見えており、五〇〇〇名をこえるのは時間の問題であった。わずか四〇床でこれだけの患者の合併症を診《み》るのは無理であり、診療の質も低く、手術が必要な場合は、はるばる西ドイツ系団体の手によって運営されるカラチのセンターまで送られていた。

だが、ペシャワールからカラチといっても、北海道から沖縄へというのに等しい。まして、パキスタンのような多民族で成り立つ国のなかでは、日本国内での移動よりはるかに心理的距離が遠い。このような状態の中で地元各機関が一致してことにあたるべきであったが、協力はうまく進んでいなかった。アフガニスタンと北西辺境州ですべての外国人が面食らうのは、部族の割拠対立と異常なプライドである。しかし、現地に根をおろす長期在留の外国人たちもこの気風に同化していた。

カラチの西ドイツ勢と州政府主導のらい根絶計画にたいして、ミッション病院当局は長い歴史のらいセンターの名を手放すことに真っ向から不満の意を表明した。また、昔から北西辺境州のらいの仕事を支えてきた古参キリスト教徒スタッフは、イスラム教徒スタッフで固められた公営センターとおりあうのは困難であった。と同時に、スタッフ自身も病院当局とことあるごとに対立し、事態は複雑になっていた。病院当局も、これまた英国宣教団体と険悪な関係にあった。さらに地元英国人グループとドイツ人グループとの間には、ぬきがたい不信感と対立感情があった。まったく現地風の、ややこしい割拠対立の縮図である。

らい根絶五カ年計画

根絶計画の基本方針は、「慈善事業からコントロール計画へ、病院中心から積極的なフィールドワークを」で一貫していた。一九八三年にうちだされた五カ年計画の骨子は、北西辺境州全土に計三〇カ所以上の小さな投薬所を設け、各投薬所にカラチで訓練された「らい診療員」を配備し、かんたんな合併症の治療と定期投薬を行わせ、手に負えない合併症のケースのみペシャワールのらいセンターに送る、というものだった。これは、らいの服薬治療が結核などと異なって、きわめて長い年月が必要で、しかも治療中断による再発は、耐性菌の出現で事態をさらに悪化させるからである。また、きめの細かい社会的ケアのためにはどうしても地元に根をおろした「駐在員」を必要としたのである。

理想論としてこれは正しかった。しかしペシャワールとカラチはあまりに遠く、本部が辺境の状態を十分に把握していたとは思えなかった。それに「ペシャワールのらいセンター」も実体がないに等しかった。

私自身はこの基本方針――地元の人びとの手になる組織的なプログラムと、外国人の見世物のような慈善事業の廃止には心から共鳴していた。これまでの外国ミッションのらい対策は、ほどこしをしてやるという気分がどこかにあって、調子にのって地元の指導者と衝突することがまれならずあったからだ。患者たちもまた親切で気前のよい外国人のほうが何かとたよりになるので、お世辞にとりかこまれた外国人グループは、地元権力と対等にものがいえるようなおごった錯覚におちいりがちであったといえる。

しかし、北西辺境州の特殊事情は、決して楽観を許さないものがあった。カラチの本部の考え方は、平原部でのそれである。広大なヒンズークッシュの山岳地帯は、この計画をあざ笑うように思えた。事情をつかむために、ほとんど赴任と同時に、私はできるかぎり北部山岳地帯の踏査に時間を費やした。フンザ、チトラールからワハン回廊の近くまで歩き回り、一部のアフガン・ゲリラとも接触をもっていた。私なりに得た判断は当時以下の点だった。

一、各地域の割拠性が著しく、カラチのらいセンターが多少の実地検分をしたくらいでは歯がたたぬこと。地域によっては冬期の交通が閉ざされ、機能的な連絡は不可能となる。また、地図上では近くでもひとつ谷をこえればまったく異なる部族・民族がおり、時には戦争状態にある。地図をたよりに何か固定した立案をするのは困難である。

二、アフガニスタンからの患者対策を本格的にてがけなければ、北西辺境州のらい根絶は不可能である。

三、急設した新しい公営センターは、長期的な展望で少しずつ充実をはからねば、数年で崩れ去る可能性がある。ペシャワール・ミッション病院とは緊密な協力関係で結び合って、合併症治療を本格化すべきである。

四、フィールド・ワークを過度に重視するのは、少なくとも山岳地帯では徒労が多い。自然に集まる患者の流れをよりスムースにする工夫も欠かせない。

三〇年以上この分野で指導的役割をはたしてきた西ドイツ勢は、私の赴任を予想してなかったらしく、しばらく対応にとまどっていた。「慈善事業」に固執するペシャワール・ミッション病院当局とは対立しながらも、らい病棟の私とは友好的に対処してようすを見ようという態度であった。彼らにも日本人医師の突然の出現は未知数で、幾分かの過小評価があったのは事実のようだ。まさか私が一〇年も居座ろうとは思いもしなかったのである。

一九八四年一二月にふたたび首脳陣が集まり、結局、私がペシャワールでの治療サービス改善に集中し、州政府のフィールド・ワーカーと協力することが求められた。私としては、複雑な対立にたいして超然主義をとり、名をすて実をとる「人畜無害の働き虫」に徹することであった。そして、当時のひどいらい病棟の状態を改善し、患者に益あるように配慮すればそれでよかったのである。

パシュトゥヌワレイ――辺境社会の掟《おきて》

ペシャワール・ミッション病院のらい病棟は辺境社会の縮図であった。在院日数を考慮すると、アフガニスタン国籍者が約半数をしめ、パキスタン国籍者でも、自治区や国境地帯からくるものでしめられている。約七〇パーセントがパシュトゥン部族出身者で、そのほかモンゴル系のハザラ族、ギリシア系のヌーリスタン族、トルコ系のウズベク族、タジク族など、雑多な構成である。

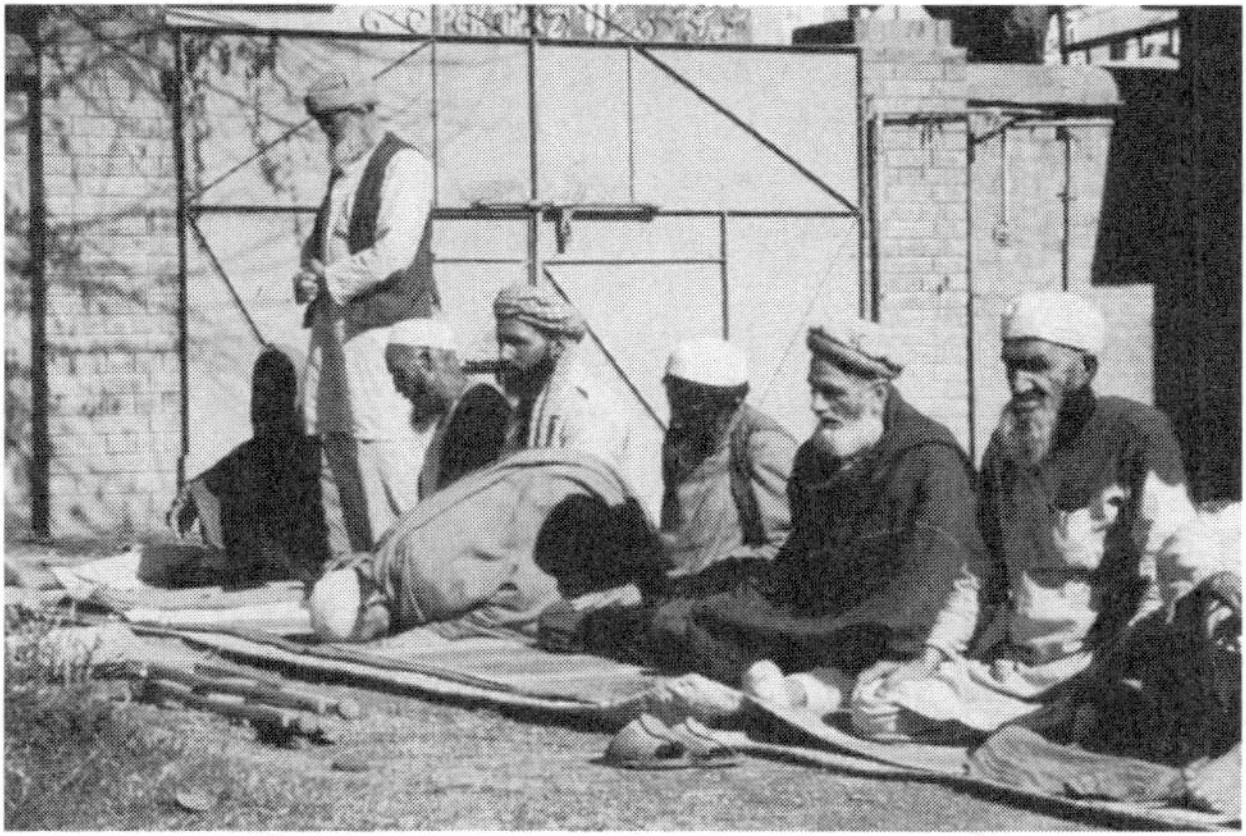

ミッション病院の中庭で西に向かって礼拝する患者たち。

患者の職業もさまざまである。地主、小作農、役人、警察官、軍人、乞食、クーチー（遊牧民）、鉄砲鍛冶、密輸商人、バザールの店主、出稼ぎ、ゲリラ指揮官、ムッラー（イスラム僧）、モスクの寺男、時には医療関係者までいる。

このように雑多な構成にもかかわらず、彼らにはある共通する独特の色調がある。概して彼らは、物見高く、自由で気まま、衝動的で粗野である。割拠対立と滑稽なほど高い自尊心も彼らの共通性である。このような彼らの生活意識の説明にひきあいにだされるのがパシュトゥヌワレイ（パシュトゥン人の掟）である。これは必ずしもパシュトゥン部族に特有というわけではなく、アフガニスタンの全部族に共通して根をおろしている。

このパシュトゥヌワレイに代表される辺境社会の慣習法は、近代的な国家や、法の概念をよせつけない。バダル（復讐）、メールマスティア（もてなし）、ジハード（聖戦）、ナームース（名誉）、バドラガ（旅行者の保護）、ジルガ（会議）などは有名であるが、すべてのパシュトゥンはイスラム教徒であり、この掟はイスラム教と遊牧民的な部族制度の秩序が混交したものといってよかろう。

信義にあつく、勇気と徳と名誉を重んずる、大変立派なものだが、字面《じづら》からは実態をつかみにくい。いうこととすることがずいぶん違うからである。

たとえば日本の民法に「お歳暮を贈る」とは書いてないが、この習俗は身についている。人に応じて日本人はお歳暮を贈る。利害得失が明らかな場合もあれば、純粋に尊敬や好意を表すこともある。しかし、どんなにこのての習慣がきらいな人でも、これを「わいろ」とよぶ人はいまい。

これは程度はともかく「礼をつくす」ということである。差し出すほうも受けとるほうも、その意味を暗黙の合意として了解しているのである。不文律とはこうしたものので、その適応は臨機応変である。行きすぎもあれば不足もある。

本音と建前

現地住民にたいする外国人の反応をみているると、一般にはじめは非常に気にいる者が多いが、長いつきあいをしているうちに、不可解、偽善的などと評することがしばしばである。日本人でも「パシュトゥヌワレイは武士道に似ている」などという人も少なくない。たしかに尚武《しょうぶ》の気風だけみればそうであるが、これは表面的な観察である。正々堂々主義や日本武士道の徳目をきまじめに厳守していたならば、パシュトゥン部族はとっくの昔に花と散って消滅していたにちがいない。

アレキサンダーから英国まで、空前の大征服を何回もたえぬいてきた彼らは、パシュトゥヌワレイの建前を美徳としてほこりながら、実際の運用面ではしたたかな弾力性に富んでいる。この点こそが日本人である我われによくわかる本音と建前の使い分けである。

ペシャワールの旧バザールで「お茶でも飲んで」といわれると、相手の挙動や状況を見て、まずは断わる。「京都のお茶漬け」である。相手が本気かどうかは、こちらで察しなければならない。旅行者がしばしば感激するメールマスティア（もてなし）も、決して親切のみによるものではない。時には、大盤ぶるまいは地位にふさわしい権威の誇示でもあるから、ふるまわれるほうもこれを傷つけぬよう配慮がいる。

しかしいっぽうでは、ペシャワールでは目をつりあげて一ルピーのやりとりをした者が、田舎の貧しい家庭で精一杯のごちそうをしようとする。この場合は、心からと思えばすなおに受けるか、無用な負担をかけるにしのびないと感ずればいいわけを作って立ち去ることである。このあたりはこちらが気をきかしてやらねばならない。

義理人情を解する日本人ならば、このへんの呼吸はよくわかる。自分たちのあいだで暗黙の了解があるのである。

私のらい病棟でも同じような配慮がいった。赴任当時の病棟はまったくの安宿にちかく、良くも悪しくも牧歌的ないいかげんさがそのままもちこまれていた。たとえば、夜中に急患を診にいくと周囲のだれかがお茶の用意をすでにはじめている。これを無《む》下《げ》に断ってはいけない。なにせ真夜中に砂糖、ミルク、時には燃料をさがしだし、走り回っていれた苦労の作である。ここで私も患者を診終わって一息つくときはていねいに礼をのべておいしくいただき、紛失した砂糖やミルクについては後日にとがめだてを延期する。

あとになってひまをみつけ、「だれのしわざだ!」と聞こえよがしに当番にはげしくつめよる。これは紛失を忠言する病院の担当者にたいして敬意を表するためと、スタッフにとがめのほこさきが向けられぬようにするためで、もちろん八百長くさい説教であることはたいていの者が承知の上である（時には忠告する当の本人が物資を失敬することもあったようだ）。ここではおこってみせるという実績が大切なわけで、追及してしめあげてはいけない。

大切なことは、動機の純粋性と、その場所で許容される「不正の節度」をよみとり、時には白を黒といいくるめ、相手の名誉を傷つけぬことである。わが国の法律でさえ、「情状酌量《しゃくりょう》の余地あり」という副判決がつく。これが明文化されていない世界だと思えば、そう異常なことではない。

このようなやりとりが身についてくる数年後には、不思議なもので、バザールを歩いていてもだれも私をよそ者の外国人だと思わなくなった。どこに行っても「カーブリー（カブールの人）」といわれ、アフガニスタン国籍の者と思われるらしく、かえって不利なこともおきるので、現地にとけこむほど逆に洋服をきてわざわざ外国人らしく見せねばならぬことが多くなった。

復讐

バダル（復讐）の習慣は現地に根強く、仕事のうえでもっとも手をやくもののひとつであった。復讐はパシュトゥン部族だけでなく、辺境社会全般における伝統的な掟である。さしずめ「仇《あだ》討ち」と考えてもよい。時には村ぐるみ部族ぐるみの抗争となり、小さな戦争にさえ発展する。二〇世紀も終わろうとする現在、小さな征服戦争さえ行われるというのを聞いたとき、はじめは誇張だと思っていた。

大きく治安を乱さないかぎりは、警察当局も介入しない。ペシャワールで発生する殺傷事件のほとんどは、政治抗争でなければ、この復讐によるものであった。この習慣は、そうとう教育を受けたはずの「市民化した」人びとの中でさえしみついている。辺境住民はおおらかで明るいという印象は一般的に正しいが、いったんドシュマン（敵）となれば、これにたいする行動は執拗かつ陰険となり、あらゆる手段と努力が投入される。場合によっては躊躇なく射殺する。

パキスタンで出される全国紙の三面記事は、「少年による殺人・ペシャワール発」という小さな見出しで紙面をかざるのに困らない。この一〇年で私が記憶するかぎり、二、三の例外をのぞいてすべてが仇討ちの記事である。たいていの例は、理不尽に夫を殺された妻で身内に男手がないとか、相手が有力者で太刀打ちできない場合、わが子を「復讐要員」として育てる。長じて銃の操作ができるようになると、「めでたく本懐をとげる」ことになる。かよわい女手や老人だけの場合は、宴席にまねいて毒殺という例もある。

このての事件がペシャワールにあっては皆のひんしゅくを買うどころか、称賛さえ受けるのである。とくに斃《たお》されたものがその土地でいやがられる悪徳有力者だったりすると、勧善懲悪の映画の観客のように喝采《かっさい》する向きもある。

私が赴任後二年目のことであった。夏期休暇を利用して研修のために三カ月ほど病院を留守にしていた直後のことである。帰ってみるとどうも皆のようすがおかしい。なんとなく表情がかたい。聞けば患者四名が正当な理由なく強制退院させられたのだという。理由は長期入院の退屈しのぎに無断でバザールを散歩しただけであったが、ふだん無秩序に見える患者の入退院を、病院当局がみせしめを作って管理を強化しようとしたのは明らかであった。

この退院させられた患者はすべてアフガニスタン難民で、北西辺境州で我われ以上に「よそもの」と思われやすいキリスト教病院当局者としては、「野蛮なパシュトゥン部族民やアフガン人はトラブルのもと」という認識がつねにあった。これは英国支配時代に改宗した彼らが、つねに住民の宿敵たる「アングレーズ（英国）」の協力者としてふるまった歴史的背景と無縁ではない。キリスト教徒とイスラム教徒との間の不信感は根強い。おまけに悪いことには、退院させられた者のうち二人が退院直後に死亡、一人は消化性潰瘍《かいよう》による吐血、もう一人は虫垂炎の診断で手術後死亡したものである。

死亡そのものは、あのような医療事情では入院中でもおこりうるし、強制退院との因果関係は必ずしも明らかではなかった。しかし、異教徒による偏見という背景の中で、患者たちはそうは考えない。被害者意識のかたまりになっていた。とくに、死亡した患者の一人は、ムジャヘディン（イスラムの戦士）の一指揮官として尊敬を集めていた人物である。しかも、長い入院生活で患者たちも闘争心のはけ口がなく、皆が何かを待望しているような一触即発の空気を感じた。

じつはこの一年前にもパキスタン人の院長が院内で狙撃されたことがある。この時はかたわらにいた者が足に被弾した。犯人は分からなかったが、一部にはらい病棟が背後にあるという憶測さえあった。第三者の話によると、「温情主義の傾向が患者をつけあがらせているという批判が病院当局にある」という。実際、らい病棟のみが院内で半独立状態で、私も両者の間で調停役としてもまれどおしであった。

ともあれ、不穏な動きを察知した私は、このころから毎晩のように重症者の見回りを理由に病棟をおとずれた。それも夜間ぬきうち的におとずれ、ことのなりゆきを確かめようと努めた。

ある晩、案じたとおりにペルシア語を話すグループが病棟の一角に集まって、深刻な表情で何事かを討議していた。おだやかな話ではなかったので、なかに押し入り、「復讐は許さん！　不祥事を生ずればおれは即刻出てゆく」とどなりあげた。私が普通はめったに大声を出さないので、そこにいた数名の患者たちは仰天したが、一人一人「先生のために今後はさわぎをおこさない」と誓った。

これ以後「抗議行動」は停止した。しかし、別の形で患者が圧力団体化する傾向はつねに見られた。それも復讐という慣習法の正当な行使ととられるやり方は、恐ろしい結末をまねくことをあらためて知った。

ペシャワールにかんするかぎり、下心のないまごころが結局この復讐を回避する最強の武器である。とくに追いつめられた弱い立場にある者は、人の誠意を敏感にかぎとるものである。これは世界中変わらぬ人情である。

しかし、患者たちは、今度は私の名誉にかけて復讐をひかえているのである。対立はいっそう複雑で根深くなった。辺境住民の中世的な精神構造は、しだいに私にたいする忠誠心で結びつくようになり、彼らの義俠心《ぎきょうしん》は大きな負担となった。

患者の信頼を得れば得るほど、病院当局としてはおもしろくない「温情主義」とうつる。なかには「人気取りして扇動しようとしている」などと心外なうけとり方をする。復讐はあらゆる意味でつねに仕事の妨害因子となった。

物乞い――ある患者の死

私がかけつけたときには、もう彼は虫の息といってよかった。一三歳のむすこが、息もたえだえの父を半座位にかかえおこして茫然としていた。ペシャワールの、スラムというよりは、一般の人びとの家並みの一角に彼の住居がある。すえたどぶのにおいと埃の中をぬけ、土壁に囲まれた彼の家にはいると、炊事場と便所とをかねた小さな空間を残して六畳ほどの小屋がひとつある。薄暗い部屋には丸太で組んだベッドが三つあり、ここに彼は七人の家族とともに生活してきた。

「ドクター・サーブ（お医者様）」と彼は私を認めて、弱々しく、しかし、しぼりだすようにいった。

「私はここが幸せなのです。家族とはなれて治る見通しのない入院生活をつづけたくなかったのです。どうせアッラーのお召しなら、病院よりもここがよいのです。どうか放っておいてください」

そういってさめざめと泣いた。いや、泣こうとしたが瞼《まぶた》のとじぬ白眼は乾燥して涙の粒はあふれてこなかった。指のなくなった平たい両手でしっかりと私の手をとった。「意地をはらずに病院に帰れ。助かるんだぞ」と私がいうと、毅然として首を横にふった。パシュトゥンらしい特有の頑固さとほこりをむきだしにしたので、私もだまってしまった。

彼はもう六〇歳になる。ほんとうに六〇歳かどうかは疑わしいが、ペシャワール・ミッション病院のらい病棟のチョキダール（門衛）として雇用された年齢から考えるとそうなる。しかし、正確な年齢を詮索するのは我われのよけいな厳密さである。ともかく彼は、自分でもう天に召されても不思議はないと判断できる年齢にちかくなったということだ。

彼はアブドゥル・サタールという。故郷はペシャワールの北西、アフガニスタンのクナール州の一寒村である。ものごころついたころから、彼はほかの村の子どもたちと同様、家の手伝いと遊びに余念がなかった。なんの変哲もない山奥の平和な村の生活だった。

夏は羊を追って谷から谷をカルカ（牧草地）を求めて歩き回った。春から夏は小麦の収穫、高値の米は領主様にさしだす。秋は冬に備えてたきぎ集めがいそがしくなる。

水くみ、小さな弟や妹の世話も子どもの大切な仕事だ。学校？　そんなものは物好きの地主様のお坊ちゃまの行くところだ。おれたちにはなんの関係もない。字なぞ覚えるのはえらいモスクのムッラー（お坊様）の仕事だ。マドラサ（モスクでの宗教教育）で神様のことを知れば十分だ。

時折、おとなたちが領主様の命令でラシュカル（戦争）に出かける。「アングレーズ（英国）」と戦うのだという。アングレーズってなんだろう。なんだかよくわからないが得体の知れぬ悪い奴らだ。おれたちパシュトゥンとイスラムの敵だ。カーフィル（異教徒）だ。第一、地主様やムッラー様がそうおっしゃっている。――そう信じて彼は育った。

ある時、おおぜいの村の男衆たちが武装し、長老に連れられて村を出た。村人は熱狂的にそれを見送った。待ちに待ったジハード（聖戦）の時が来たのだ。カシミールへ！我われの桃源郷を異教徒ヒンドゥたちがうばおうとしているのだ。カシミールのイスラム同胞を救うのだ、と彼は聞かされた。旧式のエンフィールド銃を手に、薬莢《やっきょう》を肩にかけたものものしいいで立ちの男たちは、村々から集まってたちまち数百人の部隊となり、北部山岳地帯から長駆カシミールにはいった（一九四九年の第一次印パ戦争の時とほぼ一致する。カシミール争奪をめぐるインド―パキスタンの紛争に多数のパシュトゥン住民が参加したらしい）。

サタールはまだ一〇歳前後だったが、この時の男たちの勇ましい姿が忘れられない。帰ってきた若い衆のてがら話に、眼をかがやかせてうっとりと聞き入ったものである。自分もいつかはほこり高いパシュトゥンとして生き、命を神にささげるのだ、と何度も自分にいいきかせた。

それから数年が過ぎた。単調な毎日だった。茶褐色のあらあらしい岩肌と不毛の岩石沙漠に浮かぶオアシスの村、ぬけるような青い空、となり村との争い、日なたぼっこをしながら楽しむうわさ話、農作業の手伝い、それがすべてだった。

ある夏の日、サタールは小麦の刈り入れをしたあと、シャツの袖がぐっしょり血にそまっていることを弟から告げられた。刈り入れの最中に、鎌でけがをしたそそっかしい奴が自分の服にふれたのだろうと思った。よく調べると小指から手の甲にかけて深い鎌きずがあった。しかし、不思議なことになんの痛みもなかった。ハーキム（村医者）のところで手当を受けたが、小指は化膿してそのうちなくなってしまった。

その後、しばしば指先や足にやけどやけがをしたが、みょうなことにひどく化膿してから目で見てやっと気づくのである。そのうち体中に赤いはれものがでているのに気づくようになった。時々熱がでて体の節々《ふしぶし》がひどく痛む。医者に見せたいが、ペシャワールは遠い。第一、よほどのことがないかぎりペシャワールへなど村人はゆかぬ。こんな寒村では一生に一度見せられればよいところだ。

サタールの病状は年々悪化していった。両手の指はほとんどなくなり、足の指もいつのまにかぬけ落ちてしまった。まだ若いのに頭髪が抜けてはげあがり、瞼がとじにくくなって白まなこがむきだしになった。近所の者も気味悪がるようになり、家族も心配した。たたりだという者もあった。

とうとう決心して、ペシャワールの医者のところに行くことにした。バス賃がなかったので、知り合いの運送業者にたのんで乗せてもらい、やっとたどり着いた。ペシャワールには同郷のクナール出身者がいたので、とりあえず身を寄せ、できたばかりの、無料診療をしていると聞いた病院に行った。

何時間も待たされてやっと医者に会えたが、「だいじょうぶ、そのうち治る」といわれ、一目見ただけで診察らしいものもなく、めんどうくさそうに処方箋をわたされただけだった。もう一枚の紙切れには何か英語で書いてあったが、よくわからなかった。帰宅して知人に見せると、「おまえはジュザーム（らい）だ」といわれて突然追い出されてしまった。

「ジュザーム」とはなんだろう。以前にどこかで聞いたことがあるが、サタールはよく知らなかった。その知人にくいさがった。

「なぜジュザームがいけないんだ。同じムサルマーン（イスラム教徒）なのになぜそんなことをするんだ」

彼は、屈辱にたえられなかった。


――その後のことは、彼はあまり語りたがらなかった。ただ、私が人から聞いたのは、彼が物乞いをしながらペシャワールをうろついていたということだけである。故郷のクナールにはもう帰らなかった。

こうして、またペシャワールで何年かが過ぎた。一九六八年のある日、ミッション病院で、ジュザームの治療をするところができた、とうわさに聞いた。「アングレーズ（英国）」の病院だが評判がよかった。ペシャワールの人びとはアングレーズでも、いい人ならばかまいはしない。サタールも、長いペシャワールでの生活で多少は抵抗がなくなっていたので、思いきってたずねてみた。

おそるおそる会った「アングレーズの医者」は、サタールの異様な容貌も、うすぎたない物乞いの姿も意に介さないようだった。流暢《りゅうちょう》なウルドゥ語で、ちゃんと治療すればこれ以上は悪くならないから、とていねいに説明して、膿《うみ》だらけの傷を手当してくれた。サタールは涙がこぼれた。おそらくこれが、彼が故郷を出てからはじめて受けた親切な態度だったからである。

案内された病棟には、同じジュザームの患者たちが入院して治療を受けていた。パキスタン人のスタッフがこざっぱりした身なりで、てきぱきと病気の説明をし、薬をつづけて飲むこと、手や足の傷に気をつけ、何かあったらいつでも病棟にくることを説明してくれた。

一九七五年に、「別のアングレーズ」のグループがらい病棟に来た。アングレーズにもいろいろあって、ベルギーというところから来たらしい。ともかくよくわからぬが、非常に献身的で、カーフィル（異教徒）とも思えない。「イスラムの兄弟」は自分に何をしてくれたのだろう。このカーフィルたちは、ほんとうはムサルマーンにちがいない、とも思ったりした。

彼らはサタールの物乞いをやめさせ、らい病棟の門衛として雇用した。「神は大変お喜びになります（ご喜捨を）」などといって、もうバザールで屈辱的なおもらいをする必要はなくなった。初任給は四〇〇ルピーで、まずまずだった。五〇ルピーでスラムの一角に家を借り、数年後には貯めた金で女をめとり、一家をかまえることができた。職務には忠実で、一度も遅刻したことはなかった。

私が一九八四年に赴任して以後も、サタールはつねにらい病棟の入り口で、まるで警察官のようにじっといすに腰掛けて番をしていた。目つきの悪いやつだ、とはじめ私は思っていたが、パシュトゥ語がわかるようになって世間話ができるようになると、屈託なく冗談をとばして明るい男だった。

指のなくなった手は、よく私の診療の役に立った。感覚障害で不注意にやけどをくりかえす、ききわけのない患者がいる場合、このサタールをよびつけ、彼の指のない両手を見せる。

「用心してないと、おまえもこんな手になるぞ」

サタールは心得たもので、クナールなまりの強いパシュトゥ語で、威嚇《いかく》するように演技する。

「ドクター・サーブのおっしゃるのはほんとうだぞ。これを見ろ。おれも、もう少し早く治療を受けて、いうことを聞いていれば、こんなにならなかったものを……。アッラー（神よ）、トーバ、トーバ（くわばら、くわばら）」

たいていの新患者はぎょっとして、よくわかりましたと、何度もうなずいたものだ。長期滞在患者がふえてきて病棟で不穏な動きがあるときは、彼がいちはやく察知して知らせてくれる。スタッフの怠慢もつつぬけで、病棟のようすが手に取るようにわかる。目立たぬが貴重な存在だった。

しかし、彼も自分の習性と信念から、イスラム教徒としての節を貫いていた。パシュトゥンとしてのほこりを捨てなかった。口論のときなどは、人間ばなれした獰猛《どうもう》な顔つきに変わる。あるときは、食事の改善をめぐって入院患者のハンガー・ストライキがあった。またある時は、パキスタン人患者とアフガン人患者との対立がおきたりした。そんなとき、「おまえもムサルマーン（イスラム教徒）だから加われ」というさそいに、眼をむいて怒っていった。

「ここがいやならほかへ行きゃいい。『ムサルマーンだから』なんてことばはおれは信じねえ。おめえたちのことでドクター・サーブがいなくなりゃどうするんだ。おれはそのムサルマーンとやらにだまされてきたのさ。それに、パキスタンもアフガニスタンもあるものか。ジュザーム（らい）はジュザームだ。患者はちゃんと治療を受けてりゃいいんだ」

　まったく彼は実直なイスラム教徒であり、パシュトゥンであった。

　男女の不祥事にもきびしかった。ある時、夜間に女性のトイレにひそんでいた男性患者が発見されてつかまった時などは、皆で犯人を捕らえ、顔に墨を塗りつけて追放したことがあった。

「パシュトゥンの習慣なのか」と聞くと、

「とんでもない。村ではこれくらいではおさまりませんや。鉄砲でぶち殺して終わりでさ」


　一九八八年秋、アフガン人チームの再組織化のため、私は一時的に病棟をはなれていた。その直後、サタールは高熱でたおれた。私が診にいった時、明らかに腸チフスであったが、その後急激に衰弱し、敗血症、さらに急性粟粒《ぞくりゅう》結核を患《わずら》った。私のかわりにミッション病院の内科の医師が診ていたが、長引く治療にたえきれず、怒って退院してしまった。というより、自分の判断で「臨終」を決めこんでしまったのだ。

　一徹者のサタールは、不誠実な医者と病院をのろい、死を決意した。私が三週間たって彼の家をおとずれたときは、ほんとうに虫の息だった。聴診器を忘れてきたので、自分の耳を彼の背中につけて聴くと、ひどい喘鳴《ぜいめい》が聞こえ、高熱で耳が熱く感じた。しかし、衰弱しきった状態にもかかわらず、彼の体温が何かたぎるような彼の意志を生々しく私の耳に伝えるようであった。いっしょについてきたアフガン人の医師がいった。

「死相がでています。このような患者を私は何人も診ました。もうあきらめるべきです。彼らの意志を変えることは不可能です」

しかし、私はこの患者への愛着を捨て切れないと同時に、残される家族——妻と四人の子どもたちのことを思えば、いたたまれなかった。死亡するまえにと、急いでミッション病院からの年金の手続きをすませ、ともかく指示された結核の薬と、日に二リットルのスープは無理にでも飲むように命令した。

「おまえは潔いつもりだろうが、そうはいかん。あとに残される者のことも考えてみろ。おまえの命はアッラー（神）のものだ。おまえ自身で判断はつかぬ。かっこうをつけるな。恥をさらして生きなきゃいかんこともある」

「ドクター・サーブ、わかりました。おっしゃるとおりにします。ただ、病院には死んでも帰りません。家族といっしょにいさせてください」

横では、もう一人の病人がせまく暗い部屋の中に横たわっていた。彼の妻で、まだ四〇歳まえであったが、青白くやせこけてはげしく咳こんでいた。一〇歳前後の女の子がその背中をさすっていた。彼女も肺結核で、最近治療をはじめたばかりであった。ほかの五、六歳の子どもたちは姉の手伝いをして、水運びや両親の世話でいそがしそうであった。

ほとんど絶望的な気持ちで私は外に出た。暗い家の中と対照的に、明るい青空と強烈な日差しが目に痛かった。埃のまう路地では、近所の子どもたちが何事もないかのように群れて、笑顔にあふれて楽しそうに遊んでいた。そまつな泥の家並みを背景に駐車している、日本から送られてきた真新しいジープが、みょうに不釣り合いで白々しかった。

大通りにでると、おりから戒厳令解除後初の総選挙の直後で、街は騒然としていた。人民党の赤・黒・緑の三色旗と赤旗が街路をうめつくし、人民党の圧勝と「自由とデモクラシーの到来」をスピーカーがやかましくがなりたてていた。しかし、勝利を告げる人民党の三色旗も、イスラム平等主義のスローガンも、パキスタン建国の理想も、ヒューマニズムも、パシュトゥン民族主義も、いかなる政治的宣伝も、今の我われにはあまりに無縁なものであった。そして、日本がいよいよ遠くはるかに感ぜられた。

医者が靴屋を？

現地の病院で診療にいそしむ場面を写真におさめれば、「医療協力」であることがだれにでもわかる。たしかに、九年の歳月をかけて「安宿」は「病院」らしくはなり、基本的な手術をふくめ、おおかたのらい合併症はペシャワールでこなせるようになった。患者を他州にはるばる送るのは過去の出来事となった。これももちろん、らい根絶計画の上で大きな成果ではある。しかし、現地での活動は一見「医療」とは思えぬことに大部分のエネルギーを費やした。そのひとつに足底穿孔症《せんこうしょう》対策があった。

これはきわめてありふれたらいの合併症で、日本では「うらきず」の呼称で関係者によく知られている。これがなかなかの難物で、病棟の仕事の半分以上はこの「うらきず」との戦いに明け暮れたといってよい。

らい菌は皮膚とともに末梢《まつしよう》神経、とくに感覚神経をおかす。進行した状態では手足に痛覚や冷温覚がなくなり、火傷《やけど》・外傷をおっても目で見ないかぎり患者は気づかない。うらきずも、この感覚障害が原因である。健康者の場合でも、はきなれない靴で長歩きをすると、不自然な摩擦にさらされるところに水疱《すいほう》を生ずる。これが俗にいう「まめ」で、ほとんどの人は経験がある。まめを生ずれば、痛みを感じて傷をかばう

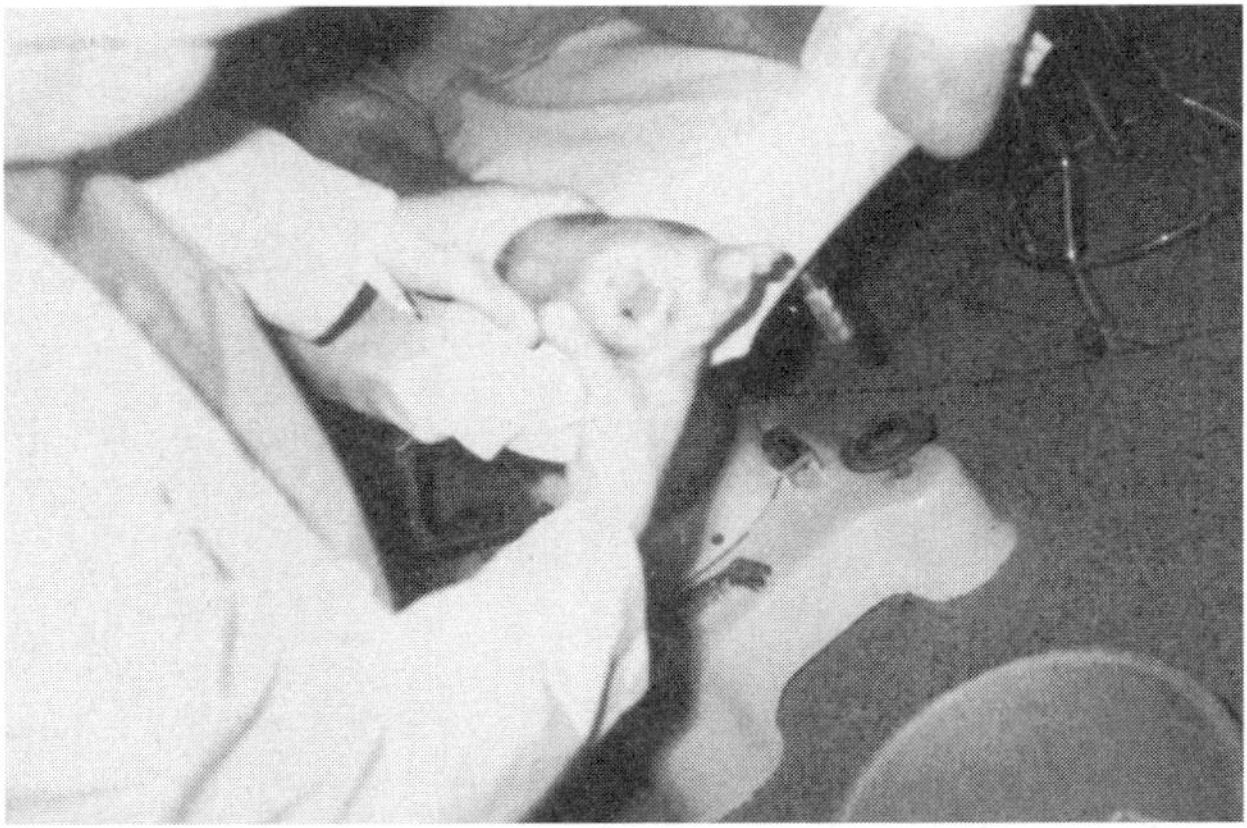

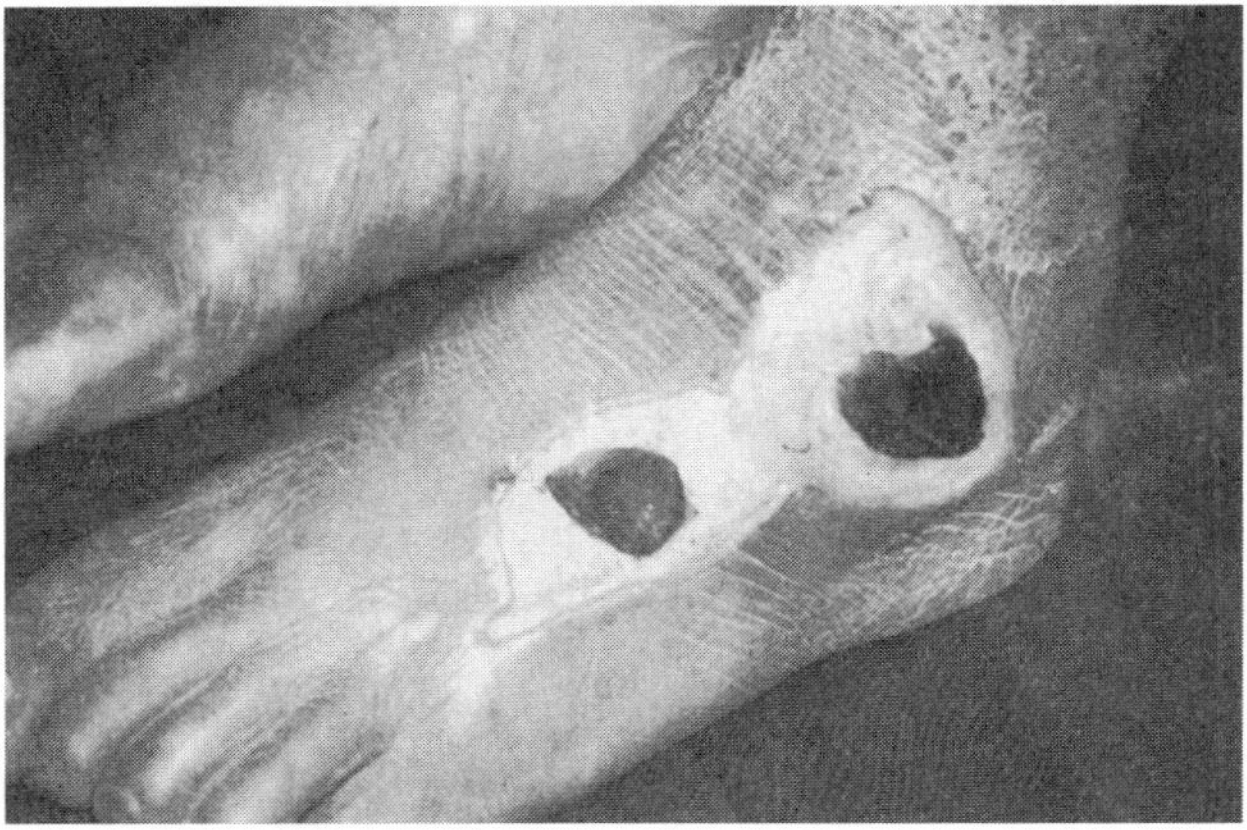

足のうらきず（上）と、やけどをおった足（下）。
感覚障害で痛みを感じない。

か、なんらかの処置をして傷が治る。痛みは我われに障害を知らせる重要なサインなのである。ところがらいの場合、痛みがないから障害が無視されて、同一患部をいためつづけ、結果は足の裏に穴があく。これが足底穿孔症である。

事態はたんに足底に穴があくというにとどまらない。傷に化膿菌の感染がおこり、骨髄炎で骨が破壊され、足の変形の重大な原因となる。治療そのものは簡単で、患部を清潔にして安静を保てば、数週間で治る。不注意な患者にはギプスを巻いておけばよい。

しかし問題は、せっかく治った患者が数カ月後には同様の状態でまたまいもどって来ることである。こうして入退院をくりかえすうちに、地主から村を追われたり、離婚にちかい状態に追いやられるケースもまれではなかった。しかも入院理由の約七〇パーセントがこのうらきずで占められ、これに使われる抗生物質とギプスの費用がもっとも大きな財政的負担になっていた。

ペシャワールのような貧しい医療事情では、患者の社会生活に打撃をあたえぬためにも、病院に財政負担をかけぬためにも、予防的な局面が大切である。患者の履物を見ると、たいていは固い革に釘をふんだんにうちこんで修理を重ねたサンダルをはいており、ひどい代物であった。これでは足に傷ができぬほうがおかしい。日本で考え

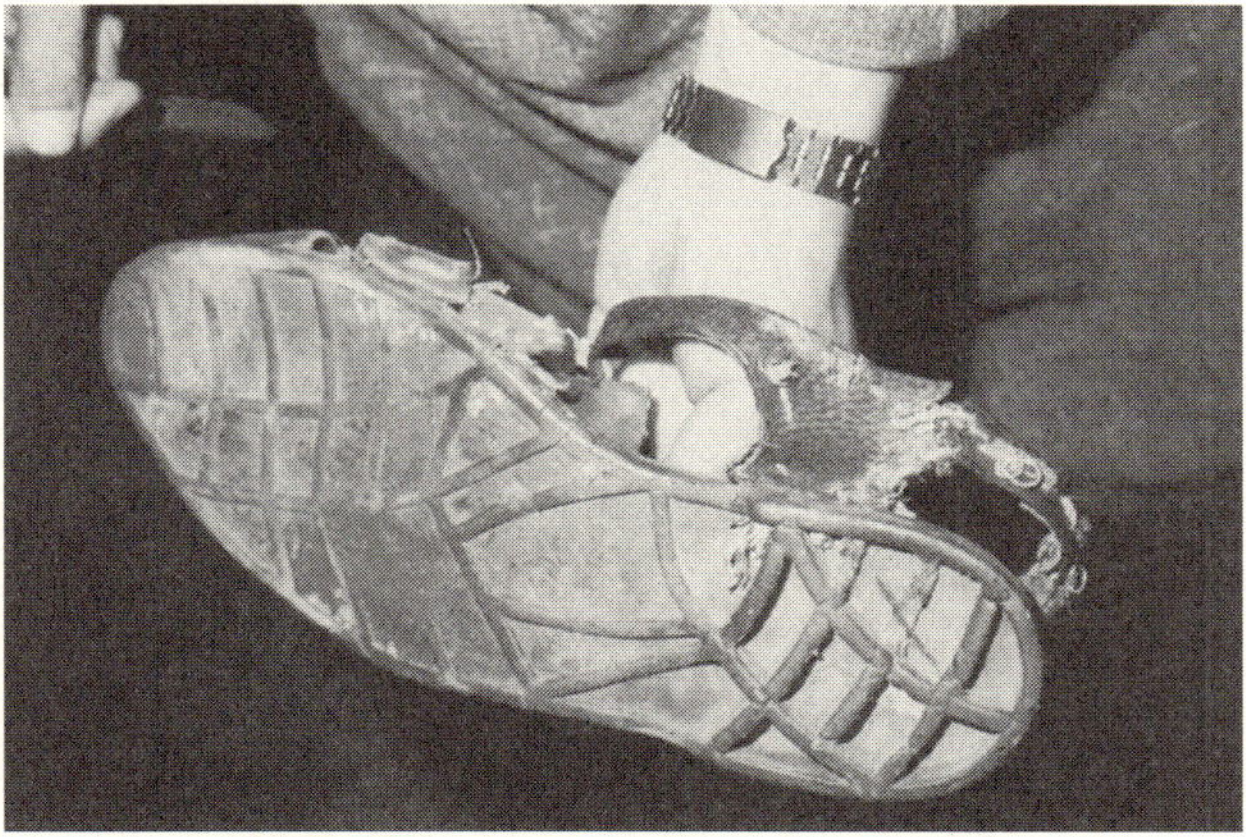

患者たちのはいていたサンダル。つぎはぎが多く、足にいたい。

ればたかがサンダルと思われようが、貧民層にはかんたんに買いかえられるほど安いものではなく、あらい岩石の道の多い山間部ではことのほか大切であった。

まず問題の大きさを知るために、一九八二年から一九八四年までの新登録患者のうち、記録のしっかりしている例一〇〇名を抽出して統計をとってみた。結果は予想以上に問題の大きさをものがたっていた。

調査対象	一〇〇名	
足の感覚障害	六八	
不明又は無し	三二	
足底穿孔症	一四	全例感覚障害あり
足変形	一〇	
垂足（運動麻痺）	六	

これが北西辺境州における新患者の足の問題を代表する数字だとすれば、約一〇パーセント強がすでに発見時から治療をようする足の障害をかかえており、残る患者のうちでも約五〇パーセントがその予備軍としてひかえているということであった。赴任当時、北西辺境州における登録数は約三〇〇〇名にせまっており、五〇〇〇名、六〇〇〇名にたっするのは時間の問題で、アフガニスタンからの患者を入れると実数は数万名ではないかと我われはみていた。公営センターとミッション病院あわせて四〇床の収容力ではうらきずのケアだけでも不可能であり、予防的な局面に力を入れる以外に打開策はなかった。だが実際には、はなばなしい手術やフィールド・ワークに比べると、地味で根気もいるこの仕事は、なかなか手が着けられなかった。

まずは、どのような製品をどの規模で作るかということである。赴任直後から、寝ても覚めても履物《はきもの》のことを考えるようになった。入手できるだけの文献も読みつくし、道を歩く時も診察をする時も人の足元を見ていた。らいのためのサンダルや靴は、少なくとも機能については、すでに先人たちが工夫を重ねて技術的に完璧なものがあった。

しかし、私の素朴な疑問は、なぜこのような立派な技術と製品が現地でゆきわたらないかということだった。しかも、パキスタンの大都市では、欧米のミッション団体が巨費を投じて最先端の技術を入れたワークショップが建てられて久しかったのである。カラチのらいセンターでも、広く行きわたらせるために、単純なデザインのサンダルを量産しようとしていたが、見たところ成功しているとはいえなかった。そこで、日本や外国の製品をあたえて反応を見た。ところが、はじめ喜ぶのみで、次に外来に来る数カ月後にはまた例の釘だらけのひどいサンダルにもどっているのだった。

あとで気づいたが、理由はきわめて明解であった。主な理由は、彼らペシャワールの住民とパシュトゥン部族は強い伝統志向があって、地元スタイルのサンダル以外のものをうけつけないことである。この傾向はらいの多い低所得者層や田舎になるほどそうである。また、「らい用サンダル」として広められようとしていたアフリカやインドの模造品では、それ自体が偏見をはいて回るという事態もないではない。さらに、あまり高価な見栄えのするものをあたえると、たくさんの家族をかかえてその日の糧《かて》に追われる者は、しばしば現金に換えてしまう。結局、地元のスタイルに似せるということが北西辺境州ではもっとも重要なポイントだった。

そこで、私は靴屋のバザールをうろついて地元のサンダルを次つぎと買いこみ、自分ではいて回って分解し、快適さ、工夫の余地、耐久性、革の質、素材、コストその他を調べた。らい病棟では毎日、試作品を作るよりはこわして調べるほうがおおかったので、「先生は靴をこわすワークショップを作ろうとしているのか」と皮肉もいわれた。スタッフの中にさえ、「そんなに金をかけてこわすなら、いっそ既製品の良いものを買ってあたえれば」という者もある。患者たちは患者たちで、「親切な日本のお医者様が我われのために靴屋をひらいてくれるらしい」という。

物見高い連中が多いので、あれやこれやの意見が続出したが、たいていは私の意図をまるでわかっていなかった。口達者なわりに実質的な協力は少なかったので、私は「燕雀《えんじゃく》いずくんぞ鴻鵠《こうこく》の志を……」とつぶやきながら、かまわずこつこつとサンダルをこわしつづけた。多少、偏執狂のように見えたかもしれない。

ともかく、こうして得た結論はすばらしいものだった。パシュトゥンの伝統的スタイルのサンダルは、丈夫でやわらかい革を選び、釘を使用せず、足底に接する面にラバー・スポンジをおけば、そのまま立派なうらきず予防用のサンダルとなるのである。適度のカーブと弾力性が、風土に合わせて長い年月のうちに伝統の中に工夫されていたのである。ほとんどの素材はペシャワールのバザールで入手でき、生半可な専門技術者をやとわずともそのへんの職人を連れてくればよい。どうしてもパキスタンで手にはいらぬ材料はマジック・テープくらいのものだった。

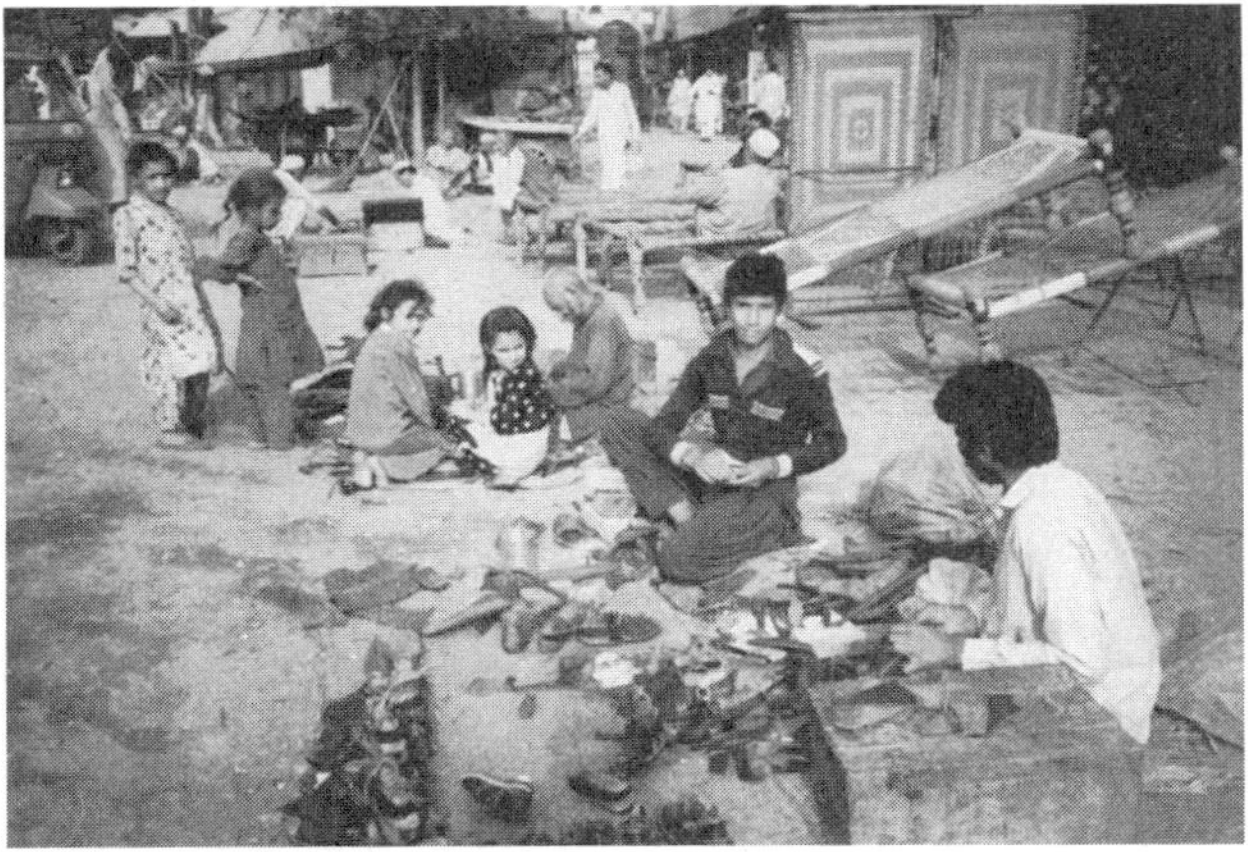

オールドバザールの靴屋さん。

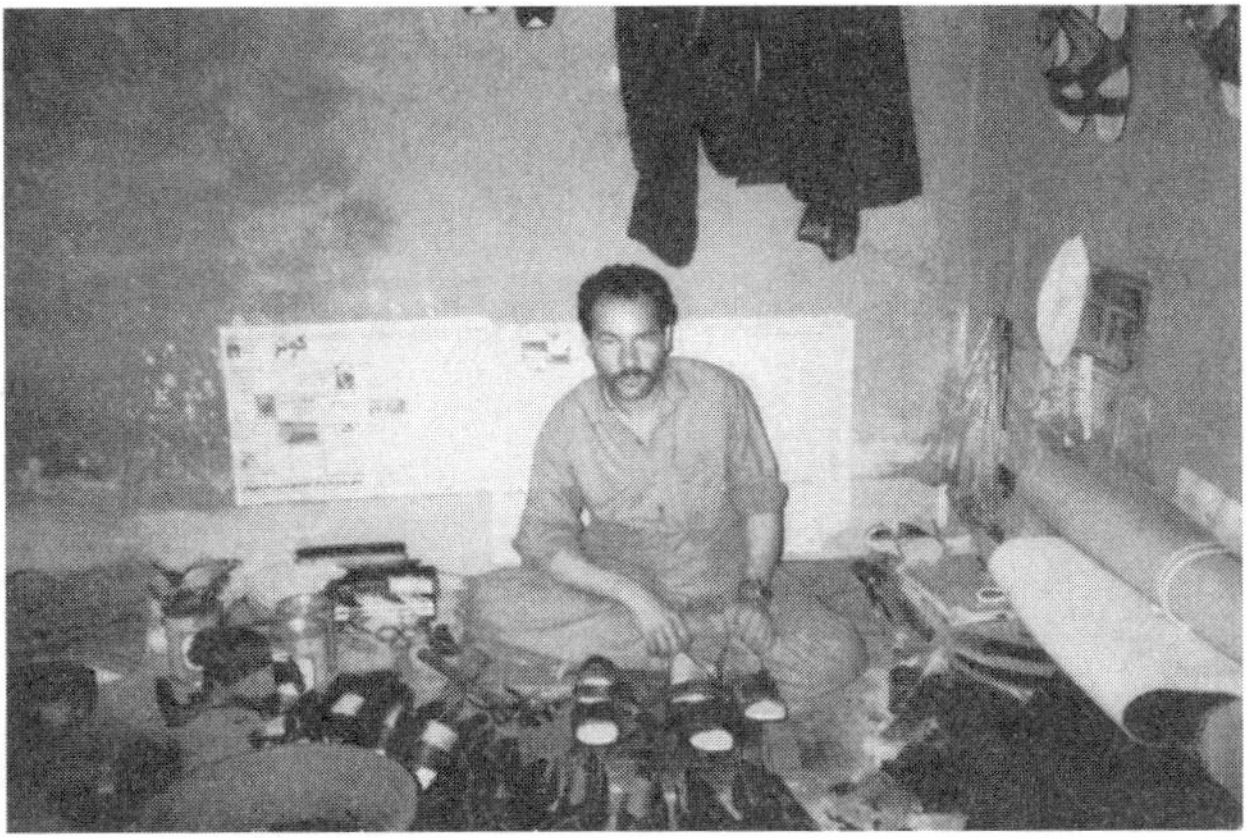

サンダルワークショップの職人。

こうしてサンダル・ワークショップは一九八六年四月に正式にオープンして現在にいたっている。この間、七転び八起きで、何度もつぶれかけ、語りつくせぬ思い出があるが、ほぼ軌道に乗った。量産による独立採算も試みたが、これは多額の投資をようして、ことがおおげさになる。かつ、金とビジネスが行き交うことによって仕事そのものが初志を忘れて変質する。

結論は、一足につき四~五〇〇円程度の材料のみを我われが現物寄付し、患者には二〇〇円程度の値段で売り、この売上をワークショップで働く者に労賃としてあたえることにした。ただであたえればせっかくのサンダルが粗末にあつかわれるし、北西辺境州のニーズからすると年間七~八〇〇〇足の生産で、十分日本側からの小口の援助で補給はつづけることができるからだ。現在ではもはや楽観的な見通しをもっている。

建物も質素なれんが作りの小屋で、一九八五年当時の一五〇万円の寄付でこれらワークショップの準備全部と、約五〇〇〇足分の材料を買ってもおつりが来るくらいであった。問題は金だけではない。ほかの大都市の本格的な設備に比べれば、我われのワークショップの規模は二桁も三桁も小さいが、機能は数倍勝《まさ》る。これは国際援助が見栄えのするものに目がいったり、その土地に住む人間を忘れて事業そのものが先行するからである。ワークショップはこの意味で、我われの働きのひとつの金字塔であったと思っている。

「海外援助」のものものしいふれこみとその実態を苦々しく眺めてきた我われには、これは大変愉快なことであった。

女性ワーカーたちの苦闘

もうひとつ、北西辺境州で大きな頭痛の種に、女性患者のケアがあった。きびしい男女隔離の風習のなかで女性患者の発見治療は大幅におくれており、登録患者のうち女性はわずか二〇パーセント、地区によっては一六パーセントというところもある。これについては男性ワーカーの立ち入る余地がなく、我われは手をこまねいているのみだった。家族以外の異性に肌を見せるのがタブーとあっては、皮膚症状が決め手となるらいの早期診断は困難である。しかも、入院中でさえ導尿などの下腹部をあつかう処置は医師でさえこばまれ、悲惨なケースもあった。

ところが、現地で女性のワーカーを得るのがこれまた困難であり、こればかりはどうしても外人部隊にたよらざるを得ない。らい病棟にはかつてドイツ系のカトリックのシスターたちが赴任したこともあったが、いずれも一、二年以上つづく例はなかった。ペシャワールの状況は、女性にとってはそれほど苛酷なものがあるといえよう。

しかし、散発的な滞在ではかえって弊害もある。そこで我われは長期継続をめざし、日本からの参加を積極的によびかけた。一九八八年から、参加する日本人看護婦がしだいにふえ、病棟の改善に大きな力となった。現在では常時二名の女性ワーカーがいて、普通一年以上、中には二年、三年と留まる者もでてきた。

だが、女としてのハンディがある彼女たちの苦労は、バザールを気軽にうろつけないというだけではない。日本と異なる実情がわかればわかるほど、並大抵のものでなかったのである。たとえば、日本では好感が持たれるものやわらかな態度は、しばしば異性に「気がある」ととられる。このことを当人が気づかずにあとで驚くこともあった。逆に、こもって黙々と仕事をすれば、敵意があるととられたり、病気であるととられる。日本人にはわかりにくい世界である。

ことばのハンディも大きい。西欧の国際チームに参加するのとはおおいに異なって、日本人と現地の人びとの直接のつながりである。英語さえしゃべればことが足りる世界ではない。

技術的にも、多くの赴任者にとって「らい」はまったく新しい分野で、たとえ必死に学んでも、役立ちはじめるころは帰国になってしまう。また習得したことばや技術は日本ではほとんど役立たない。帰国してもその体験は無用なブランクと見なされる

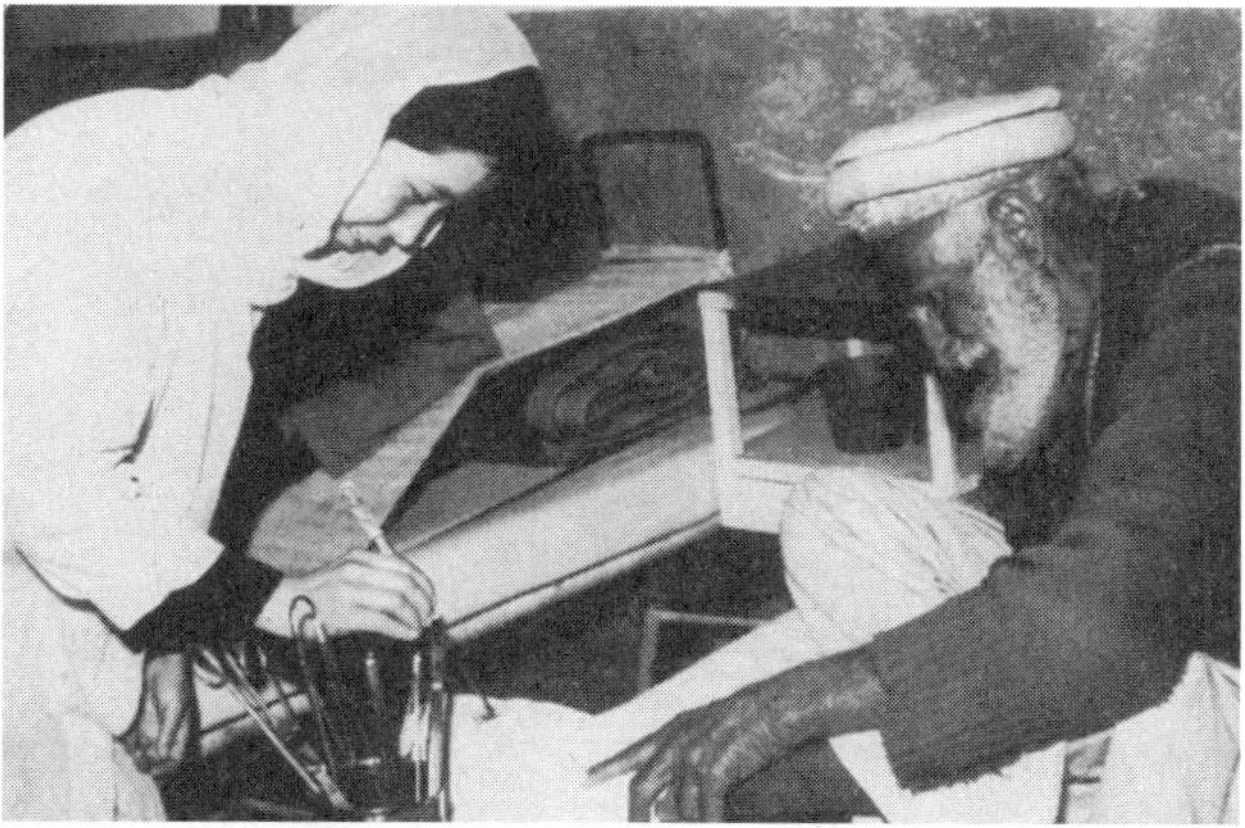

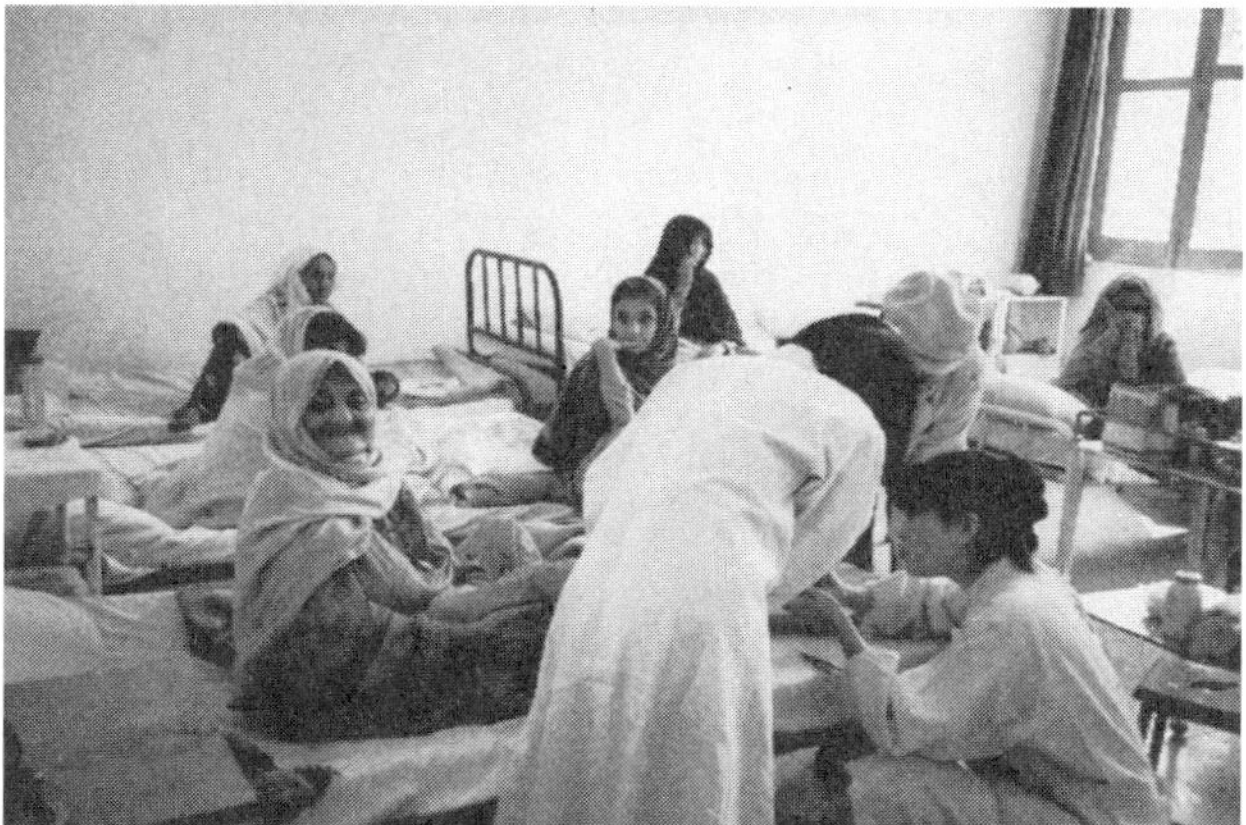

ミッション病院で患者さんのケアをする日本人看護婦。
下は、らいの女性病棟。

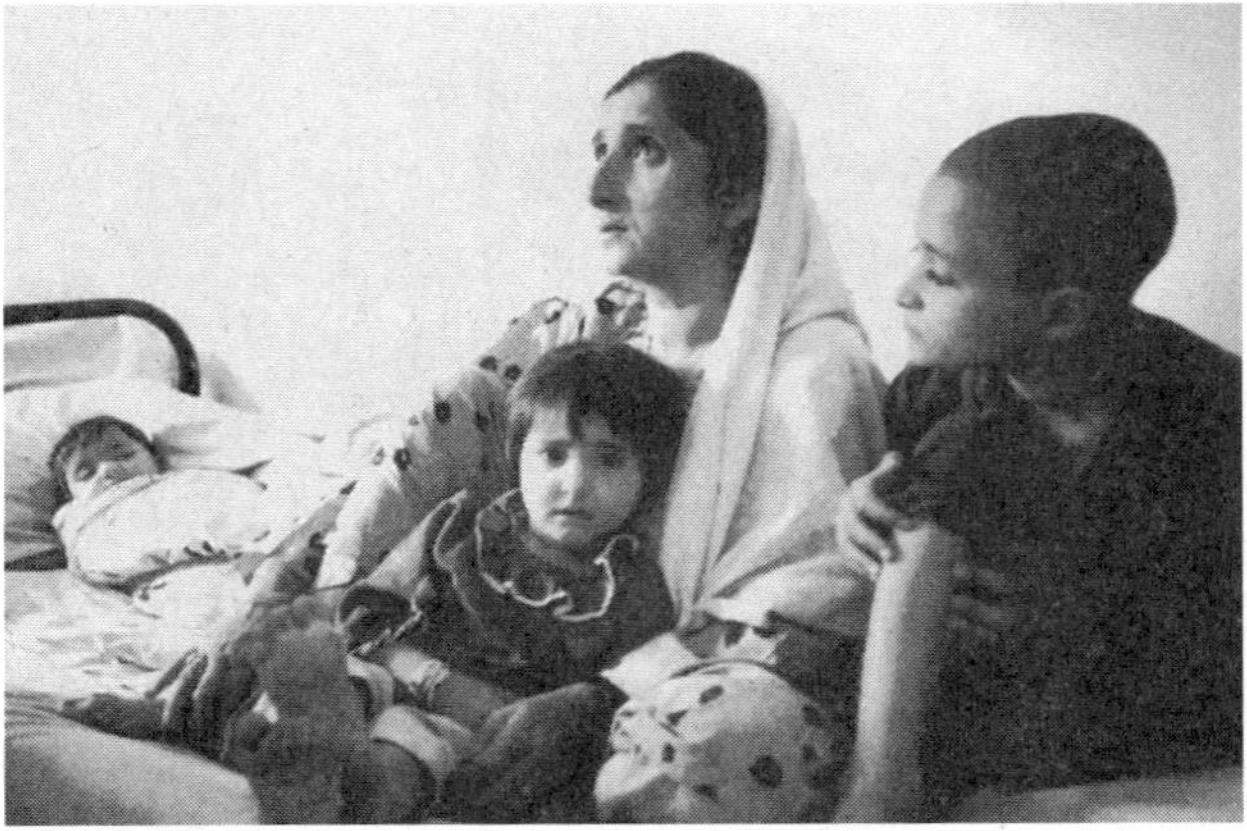

ミッション病院の女性病棟の母子。母親が患者。

のである。こういう状態であるから、計算高い者は来ないどころか、赴《おもむ》こうとする者に冷たい視線さえ投げかけるということもおきてくる。得になることは何もないのである。

このような中で黙々と地味な仕事に従事する看護婦は、なんの脚光も浴びず、なんの報いもない。ただ、かけ声のわりに「患者とのふれあい」の少ない日本の医療現場で失われたものを、満喫することは十二分にできる。これを喜びとする者だけが困難にたえ得た。

こうして日本からの女性ワーカーたちは、現地できわめて大きな役割をはたしている。粗末にあつかわれがちであった女性患者たちの心の支えとして力になっている。「現地のニーズにこたえる」という点で、このことも我われの大きな働きであり、現地でのほこりでもある。

戦乱の中で——「アフガニスタン計画」の発足

アフガニスタンの内乱（アフガン戦争）

「ペシャワール」、それはインド亜大陸の人びとにとって何世代にもわたって独特のひびきのある古都の名であった。ほんの二〜三〇〇年前まで、かつて陸路が世界貿易の中心であったころ、ペシャワールはサマルカンドとならぶ中央アジアの一大拠点であった。

またそれは、ムガール帝国の故地の都のひとつであり、ペルシア文化の窓口であり、偉大な文明と恐るべき征服者たちの出現する一方的な通路であった。紀元後、いかなるインド亜大陸の勢力もペシャワールをこえることができなかった。シーク教徒だけではなく、無敵をほこった英国でさえ敗退した。インド人と英国人にとって、それはまぎれもない辺境地帯であり、かつロマンと興味をそそる名前だった。

第一次英国―アフガン戦争（一八三八―四二年）は英国がアジアで全面敗北を喫した数少ない戦《いくさ》のひとつで、「一万六〇〇〇名の英軍全滅」の報は当時深刻な衝撃をロンドンにもたらしたという。このため、ペシャワールの駐屯地はきわめて念入りに整備され、北西辺境防備の拠点ともなった。何世紀も変わらぬ無秩序なバザールと、整然たる英国風の建物がならびたつ町ができたのである。

だが時代は変わっていた。一九七九年にソ連一〇万の大軍がアフガニスタンに侵攻するや、内乱でたたきだされた難民によってペシャワールはうめつくされ、反乱側の内戦指導の根拠地となる。第三次英国―アフガン戦争（一九一九年）以後安定していた北西辺境の都は、ふたたび動乱のただ中に放り出された。

アフガニスタンの内乱は一九七三年、ダウード政権による王制廃止のころからしだいにくすぶりはじめ、一九七八年、急進的な共産政権の出現で決定的となった。イスラム住民の伝統を無視した強引な近代的改革は人びとの反発をまねき、各地でムッラー（イスラム僧）がジハード（聖戦）を宣言、反乱は全国に拡大した。親ソ共産政権を守るために、一九七九年一二月、ソ連軍一〇万の大部隊がアフガニスタンに侵攻した。

当初は、アフガニスタン北部に隣接する同一民族の旧ソビエト共和国、トルコマン、ウズベク、タジクなどから主力部隊が投入された。しかし、「イスラム同胞の解放」を説かれてやってきた兵士たちの間には厭戦《えんせん》気分が広がり、次つぎとゲリラ側にねがえった。このため一九八二年ごろから、直接ヨーロッパ系の部隊がしだいにとってかわった。

住民の抵抗は頑強で、中央政府の支配をたちまち点と線に帰した。米ソともにこのゲリラ勢力の力を過小評価していたが、戦局は人びとの圧倒的支持を得るゲリラ側に有利に展開していった。というより、「ムジャヘディン・ゲリラ（聖戦士）」とは住民そのものであり、少なくとも内戦初期のころ、組織的な党派に属する者はむしろ少なかった。よく誤解されているように、決して彼らは米国の武器援助によって力を得ていたのではない。旧式のエンフィールド銃と、ソ連＝アフガン政府軍からうばった武器によって、ほとんどのゲリラたちは自力で抗戦していた。米国によるてこ入れが本格化していったのは一九八四年八月、武器援助法案が米国議会で可決されて以降である。

この内乱でアフガン住民はまったく米ソの政治ゲームに翻弄された。ソ連側からの対応はいうまでもなく、「ジェノサイド（皆殺し）」のアフガニスタン版であった。か

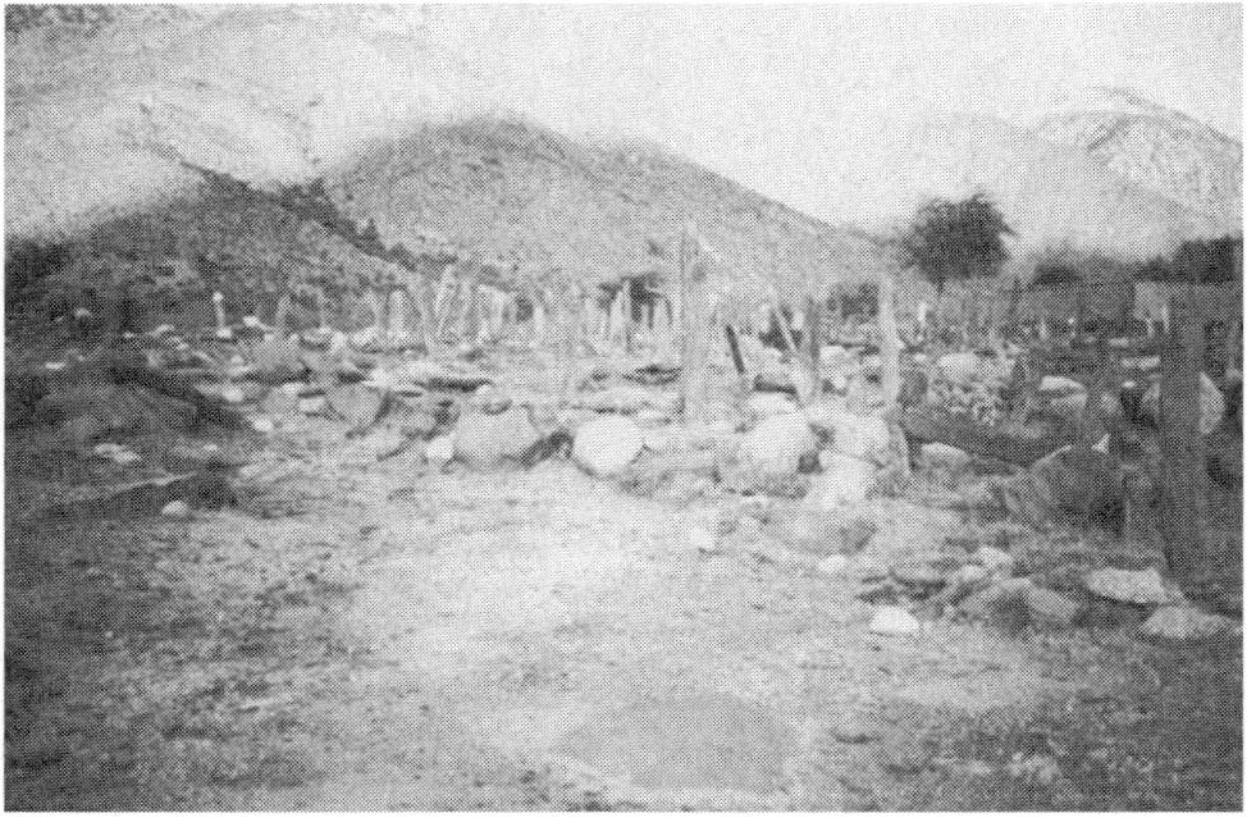

ダラエ・ヌール診療所付近の無数の墓標。

ってフランスや米国がベトナムで行ったことがくりかえされた。農村社会という「封建制の温床」そのものを破壊し、人口を都市に集中して管理するという、現地庶民にとっては迷惑千万な戦略が実行されたらしい。この内戦中にアフガニスタンの全農村の約半分が廃墟と化し、二〇〇万人ちかくが死亡したと見られている。全土で六〇〇万人、北西辺境州だけで二七〇万人にのぼる難民はこうして発生した。

いっぽう、米国の対応――ゲリラ党派への軍事援助を心から喜んでいる住民もいないだろう。ソ連の国力を消耗させるために、アフガン住民を「生かさず殺さず」戦争を継続させる戦略はだれの目にも明らかだった。ペシャワール郊外には「ゲリラの訓練所」が設けられ、中国から大量に買いつけられた武器が続々と搬入された。のちには地対空ミサイル「スティンガー」が供与され、犠牲をさらに拡大した。さらに、米国は欧米NGO（非政府協力団体）を利用して政治的影響力を強めようとした。だが米国は「アングレーズ（米英）」を宿敵とする根強い住民感情を承知しつつ武器援助をしたはずである。当然、分離統治の原則が貫かれた。

あまりに遠い日本には、ついにこの状況は伝えられることがなかった。ベトナム反戦でわいた日本の平和勢力も、「アフガニスタン」については一般に無関心だった。ソ連情報筋の機密性がその理由にあげられたが、じつはペシャワールからは多くのジャーナリストたちが自由にゲリラとともに往来していた。即席の従軍戦記の類いが多く、ゲリラ勢力の勇壮な姿のみが大きく伝えられた。「シルクロード」の異国趣味と大差なかった。事実を伝えることさえ「売れる商品」に仕立てる風潮の中で、二〇〇万人ちかい死者を出した戦争が正確に伝えられなかった事実を、我われは知るべきである。

ともあれ、八年間のソ連軍介入の影響は小さくなかった。ただでさえ貧しいアフガニスタンの国土は荒廃し、人口は半減して生産力は潰滅的な打撃を受けた。難民を引き受けざるを得なかったパキスタンも「前線国家」として多くの被害をこうむった。

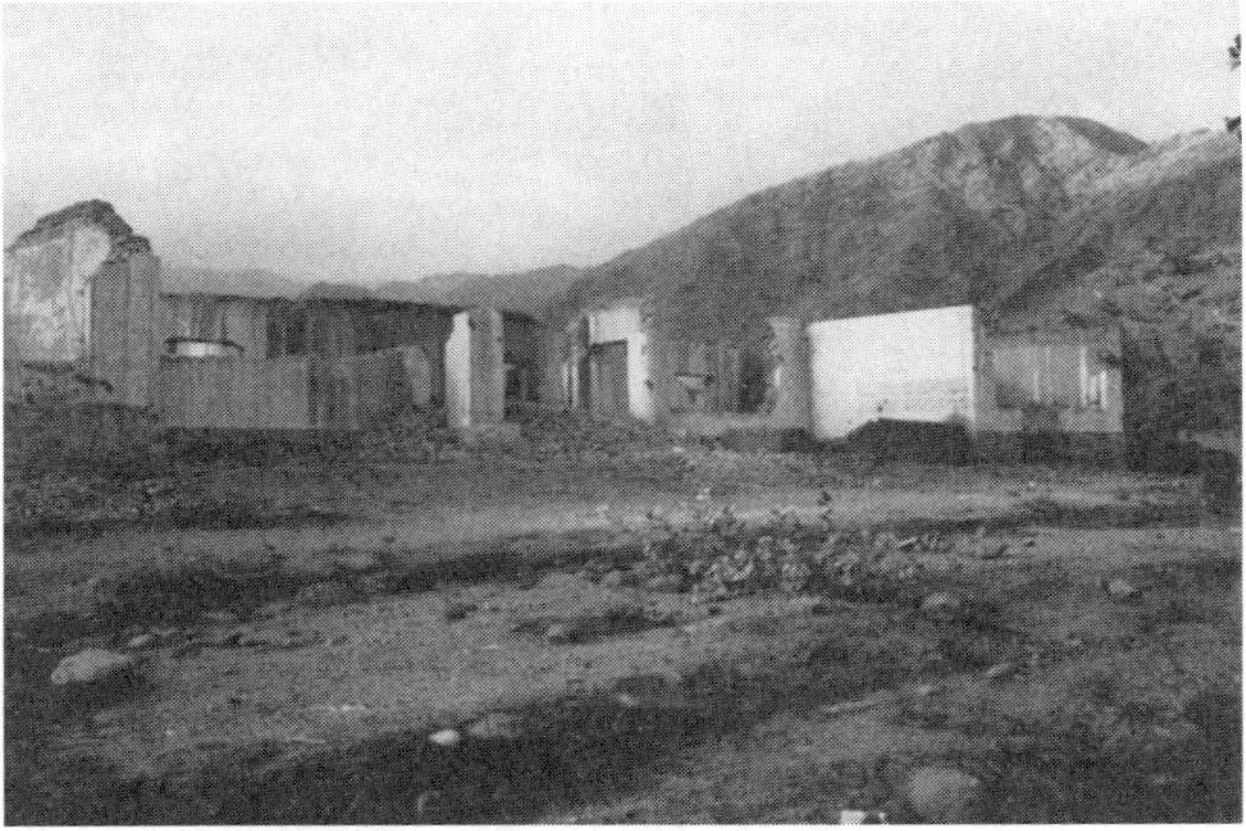

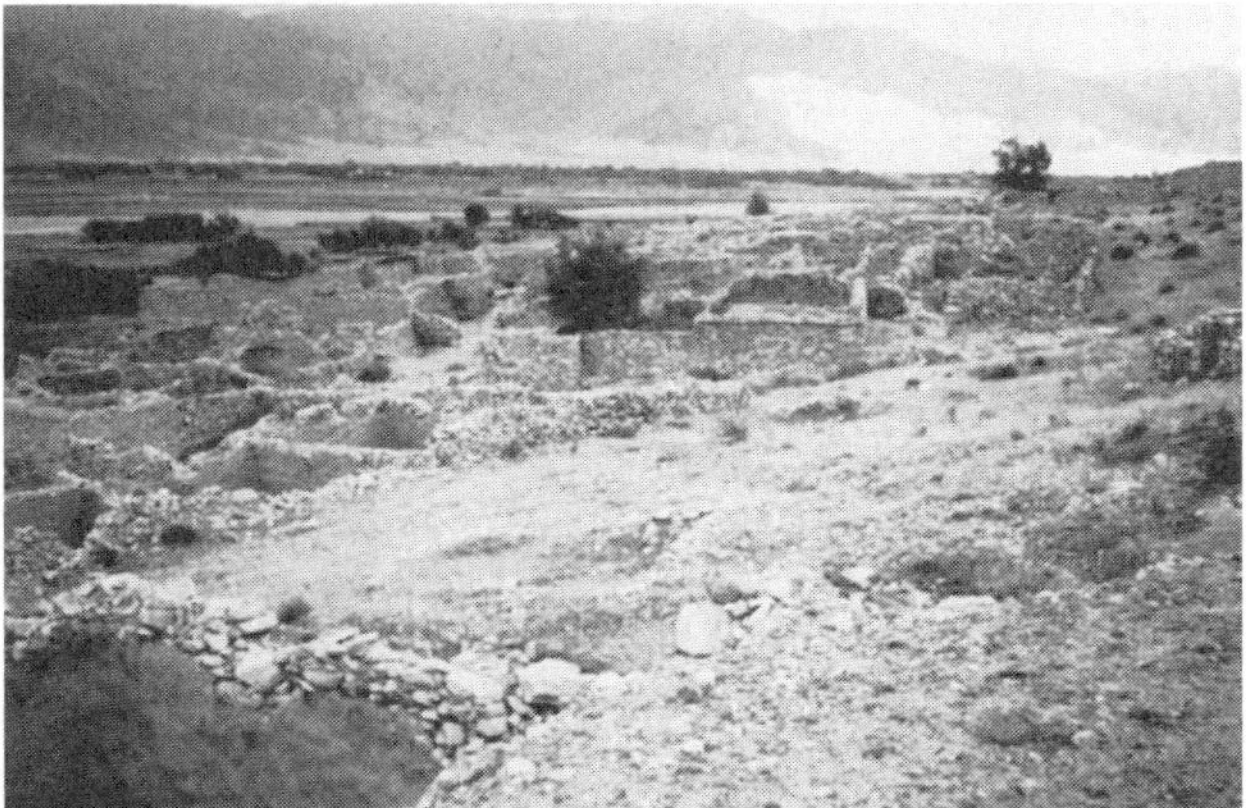

爆撃で破壊された村の学校施設（上）★と、
同じく破壊されたダラエ・ヌール下流の村落（下）。

銃器類と麻薬の取り引きは治安を悪化させ、難民援助にともなう多額の外貨は投資よりも消費を活性化し、経済構造をいびつなものにした。貧富の差はさらに拡大した。

兵を進めたソ連自身もあらゆる意味で疲弊した。世界最強をほこった陸軍の威信は傷つき、大義を失った戦争はモラルの退廃と厭世気分から麻薬禍をモスクワにまでもちこんだといわれる。ソ連はこの八年の歳月の中でその社会構造の転換をせまられつつあった。

いっぽう、米国も、莫大な軍事援助とともに、日本との貿易摩擦に象徴される経済的なかげりがあらわれ、国力が落ち目となった。米ソの、このような事情の中で緊張緩和のムードが生まれ、一九八八年四月一四日和平協定調印、ソ連軍撤退が決定された。しかし、戦争にもてあそばれた弱者の犠牲はあまりに大きかった。現地でアフガン難民や北西辺境州の住民とその苦楽の一部をともにした者として、私は彼らのこの蛮行を決して忘れないだろう。

爆破事件

一九八五年ごろといえば、このアフガン戦争のただ中で、ペシャワールは内戦指導の基地としてゲリラ本部が集中し、諸党派がはげしく抗争していた。それればかりではない。現地にはソ連、米国、アフガニスタン政府の領事館まであり、百鬼夜行の状態であった。このような政情の反映か、このころから何者かによる爆弾テロが頻発するようになった。一時ペシャワールは爆破事件の名所となり、パキスタンじゅうを恐怖におとしいれた。小さい事件を入れると、ほとんど数日おきにおきていたと思う。

はじめ私は楽観的であった。もし本格的な暴動がおきる場合、暴徒になりうる住民は旧バザールに住んでいるから、そのどまん中にいる我われは無事にちがいない、いくらなんでも自分の居住地を破壊する者はなかろう、とたかをくくっていた。

しかし、爆破は無差別におきた。なんでもないバザールの中、駅の構内、チャイハナ（茶店）、カバーブ屋、食堂など、人の混みあうところなら、ところかまわず仕掛けられた。旧バザールの人びとや難民が犯人でないことは明白であった。とばっちりは、すべて彼らにかかったからである。

それまでも、ペシャワールでは殺傷事件は日常茶飯事で、特別珍しいことではなかったが、関係のない第三者がねらわれるということはまずなかった。たいていは家名をかけた復讐が多かったが、政治・宗教がらみのことでも理由と対象ははっきりしていた。泥棒も多かったが、人殺しまでして物をとるということは聞いたことがない。近代的な法秩序から見るとでたらめではあっても、殺傷や犯罪にもその土地なりの仁義とでもよぶべきものがあった。爆破事件はこの伝統的なルールにまっこうから挑戦するものであった。

まのあたりにした大きな爆破だけでも、一九八六年二月のパキスタン航空事務所（死者三〇名）、一九八七年二月三日の学童の犠牲（死者二四名）、そのほかの旧バザールの事件は数知れない。なじみのカバーブ屋に行くと、店が文字どおり瓦礫《がれき》の山になっていて、仲の良かった人びとも死んでいた、ということもあった。犠牲者はすべて普通の市民たちであった。

この一連の爆破事件によって、「難民のせいで巻きぞえを食わされる」という意識が、昔から住むペシャワールの住民に根をおろしはじめた。旧来の「ペシャワリー（ペシャワール市民）」は、周辺のパシュトゥン部族とは一種異なったプライドをもっている。アフガン人やパシュトゥン人を見る彼らの目は、「おのぼりさん」を笑う東京人に似ている。母語も「ヒンドゥコ語」という、パシュトゥン部族とは異なることばである。それでも、旧バザールやスラムに住む大部分の人にとっては、だれがどこから来ようとたいした問題ではなかったが、この「ペシャワリー」を中心とするパキスタン国籍者と難民の間には、隠然たる対立感情が流れるようになっていった。

爆破事件の犯人の意図はこうした対立感情をあおり、ペシャワールを混乱におとしいれることが目的であったと思えるが、一九八七年二月三日の事件は背後関係をある程度明らかにするものであった。

その日、ミッションション病院から遠くないジャミアテ＝イスラム党のゲリラ訓練施設で爆破事件がおきた。時限装置がこの施設の正面にある小学校の下校時間に合わせられ、爆風が校門に向くように意図的に仕掛けられた。約二〇名の学童が即死、現場は修羅場と化して大混乱におちいった。このどさくさに、ある反政府党のグループがゲリラ訓練場をおそって武器庫から大量の銃を強奪しようとした。しかし、ゲリラの守備兵は正確に彼らを狙撃してよせつけなかった。

翌二月四日、ペシャワールやマルダンの学生を中心に反アフガン人デモが組織された。一部は近くの難民キャンプを襲撃したがかんたんに撃退された。市内でも、合流した市民を加えてデモ行進が荒れ、「難民帰れ！」をさけんで市街戦の様相をていしたが、警察力だけでこれもかんたんに鎮圧《ちんあつ》された。ちりぢりになったデモ隊が逃げ込んだのは旧バザールのダブガリあたりで、皮肉なことにここはほとんどがアフガン人の居住する地域であった。

しかし、「市民」はなんのことかわからず、冷たくデモ隊を見ていたのみである。政治デモも、大部分の市民にとっては爆破と同様に迷惑なものであった。幸い私の家内は出産のために子どもを連れて帰国しており、大きな不安はなかったが、非常時に備えてライフルは装塡《そうてん》していた。だが市民は冷静に対応し、さわぎが残ったのは学生の政治組織のみで、数日後に市内は正常に復した。

事件の翌々日、ミッション病院の門のまえを歩いていると、トラック数台に分乗した学生たちが何か大声をあげながら通っていた。まだ中学生程度の年齢のようだったが、眺めている私を見て、石を投げつけはじめた。パシュトゥン人の門衛が「ガキどもめ何しやがる!」とライフルをかまえたので彼を制止し、足元にあった煉瓦《れんが》を学生集団の中におもいきりほうりこんだ。私をアフガン人の出稼ぎ労働者と思ったのだろう。群集心理で無防備の弱い者にあたる卑怯《ひきょう》さに腹が立った。通行人たちが学生たちを罵倒《ばとう》しはじめて険悪な雰囲気になり、彼らは早々に立ち去っていった。

私にとって重要なことは、このような事件の重なるたびに、らい病棟までがとばっちりを食らったことである。キリスト教徒スタッフたちはアフガン人患者にたいしてつらくあたった。圧倒的なイスラム教社会の中で、「パキスタン国民」ということでしか自分の社会的アイデンティティを保持できぬ少数者の悲哀を見た。「イスラムの兄弟」という切り札を彼らは使えないのである。

患者たちの間でも、非パシュトゥンのアフガン人患者にたいして何かとしわよせが来た。「パシュトゥンの兄弟」といえぬ別の少数者のかなしさがそこにあった。らい病棟は、奇怪な対立の構図で入り乱れてしまった。らいだけが患者たちをつなぐかなしい絆《きずな》である小さな世界でさえ、迫害された者が迫害し、弱い者がより弱い者をしいたげる。しかし、だれが悪いというわけでもない。やり場のない悲憤で、私はすなおな人間でなくなってしまった。

ある女性患者

保守的なイスラムの世界で女たちのことを語るのは容易ではない。外国人が町で接するのは普通上流の西欧化した女たちで、山岳地帯を行く登山家はかたくベールに顔をとざして逃げ去る女たちに面食らう。「女の写真を撮って殺された」などと聞くとなおさらである。西欧の女性解放論者は「男による女性虐待」に金切り声をあげるかと思えば、主人の仇討ちにむすこをかりたてる母親に、「野蛮だ」と罵声を浴びせる。ようするに外国人には理解できないのである。

一〇年もペシャワールにいて、じつは私もよくわからない。男たちはめったに女の話をしないし、たずねもしない。外国人の解釈や異文化論はさらにわからない。「イスラムの後進性」をまくしたてる西欧の論客の饒舌《じょうぜつ》にも、反感を通りこしてあくびが

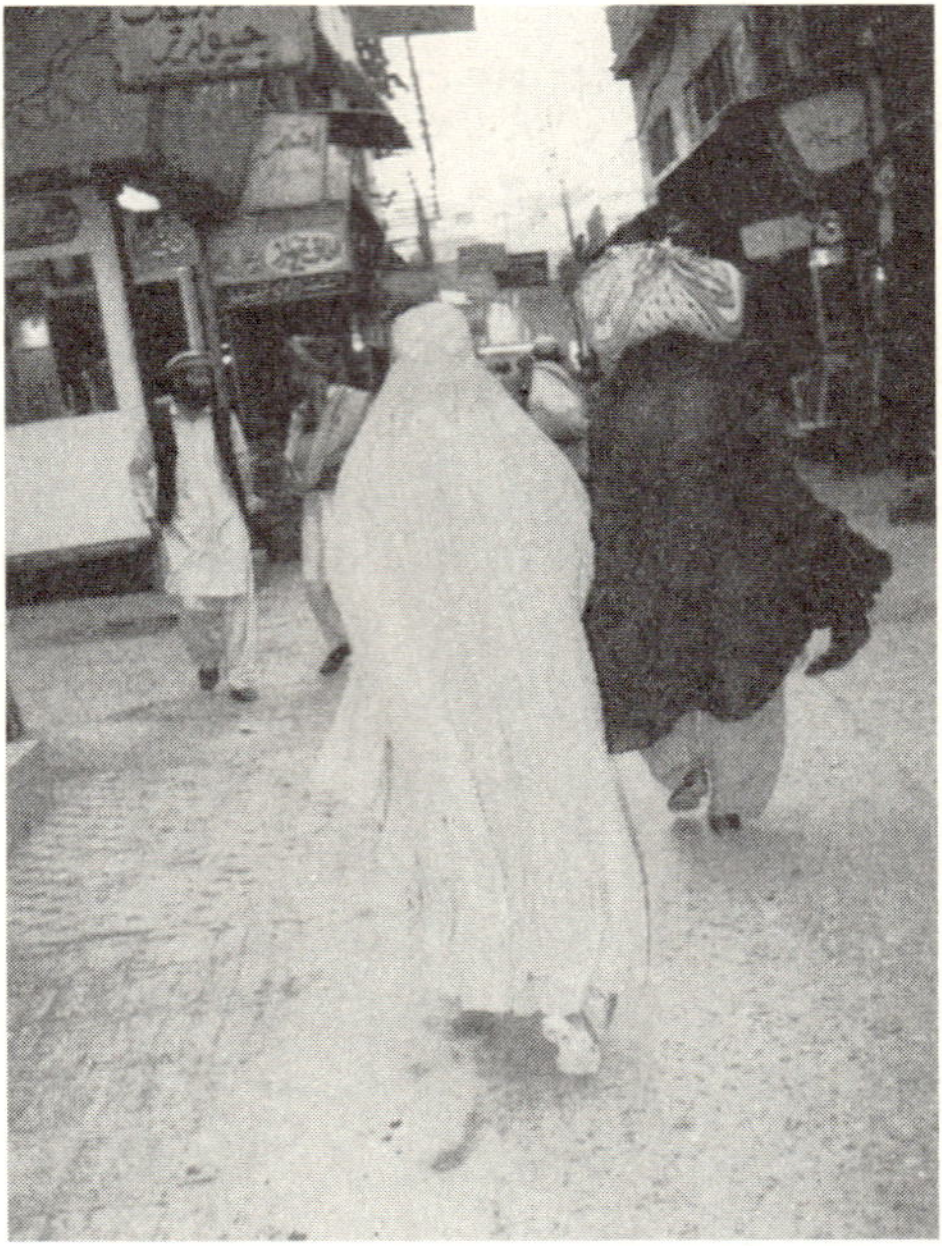

女性は頭からすっぽりとチャダルをかぶる。

である。私がわからない理由は、おそらく自分が男に生まれてきたからで、永遠にわからないだろう。それは「異文化」を理解するよりも困難だ。
だが確実なのは、彼女らはその社会の中でふさわしい、女としての地位と役割を十分演じているということだ。日本人にそれがわからなくなったのは、西欧化した「教養」とともに、共同体への所属感を喪失した個人意識が無用な邪魔をするからである。パシュトゥンの女たちにはそれぞれの個性的な顔がある。近代化された自我にはそれがない。日本の女たちには少ないかがやき、あくの強さ、しぶとさと弱さ、高貴と邪悪がすなおにとなり合っている。

「アフガニスタン――それは光と影です」というのが、私の好む一見まじめなはぐらかし文句である。現地にいて人情の機微を解する者は苦笑いしてうなずくことだろう。だが、光が強ければ影も強い。強烈な陽光と陰影のコントラストは、現地の気風である。暗さが明るさに転ずるという奇跡を私は信ずる者である。このことを一人のパシュトゥンの女から学んだ。

一九八五年のある日、二人の姉妹が老母をともなってらい病棟をおとずれた。三人ともチャダル（かぶりもの）で忍者のように顔をおおい、はじめはだれも寄せつけなかった。

スタッフが説得してなだめると、おそるおそるぼろぼろの紙片を差し出した。見れば、以前にペシャワール・ミッション病院のらいセンターが使用していた登録カードであった。かすれたインクの字を判読すると、八年前の一九七八年に新患者として登録されたアフガン人たちで、治療を中断していたものである。

別室でチャダルをとらせると思わずスタッフたちも息をのんだ。妹は三〇歳にもならないのに鼻筋がおちくぼんで顔面が変形し、手指も鷲《わし》の爪のように曲がっていた。らい反応で全身に潰瘍化した膿疱《のうほう》があり、まるでぼろぼろの皮膚をまとっている骨格に見えた。無残な姿だった。登録当時、非常に美人だったというが、その面影もなかった。二歳上の姉は顔の変形はまぬがれていたが、頭髪は完全にぬけおちていた。母親は右足に大きな火傷があり、壊死《えし》をおこした皮膚は悪臭をはなっていた。


彼女らの出身はクナールという、国境にちかいアフガニスタン領内にある。彼女らもまた戦争の犠牲者であった。ソ連軍の侵攻で内乱が本格化したのが一九八〇年ころからで、当時クナールは激戦地のひとつであり、数十万人が難民としてパキスタン領内の国境地帯に難を逃れた。

兄弟の多くはムジャヘディン・ゲリラとして戦死した。いとこ数名に守られてバジョウルの難民キャンプに身をひそめ、ペシャワール行きのバス賃さえなく、かろうじて配給の食物を得て生きていた。もちろん、一年分のらいの薬も飲みつくしていた。

病勢は少しずつ進行していった。妹のハリマの体全体に吹き出物ができ、高熱と全身の痛みでもはやたえられなくなった時、同情したキャンプのゲリラ指導者がペシャワールに送りつけてきたのである。

彼女らは何かにおびえていた。苛酷な体験は容易に想像できたが、あえて私は詮索しないことにしていた。このような病人に必要なのは、ともかく病をいやし、少しでも「人間」としてのほこりをとりもどさせることである。第一段階は、ともかく餓死の危険がなく、できるかぎりの治療が保証されている事実をわからせることである。人間が極限にちかい苦労の痛手からたちなおるには時間がかかる。べたべたと優しくするよりも、泣きさけびを放置しておもいきり心の膿《うみ》をださせるほうがよい。事実と結果がもっとも雄弁である。

こうして彼女らは少しずつ快方に向かっていった。――とのべればいとも簡単だが、せまい病棟にひしめき合う中で、彼女たちのすさまじい半狂乱のさけびは、スタッフにも私にもほかの患者たちにも大変な忍耐を強いたのである（のちにある外国人が来て、「病棟の無秩序と悲惨な女性患者の境遇」をなげいたが、私には即座にその意味がわからなかった。私は彼女たちが「人間」としてたちなおるのを大きな希望で見てきたからである。一般にゆとりのある現代社会で育った者は、緻密にカミソリで木の皮を傷つけ得ても、大ナタで幹を切りたおすダイナミックな感覚にとぼしい)。

半年後には母親と姉のほうは小康を得て退院した。すっかり笑顔がもどっていた。ここで話を終えれば感動的な治療物語になるが、それでは彼女たちの特性が伝わらない。

暗いクリスマス

妹のハリマは病棟にとり残されていた。らい反応がくりかえし体を痛めつけていた。喉頭浮腫で声がかすれ、しばしば呼吸困難と肺炎におちいった(その当時、らい反応の特効薬は手にはいらなかった)。「殺してくれ」という痛々しいさけびも無視して病状のおさまるのを待つ以外になかった。私がひそかにいだいていた暗い自問は、このまま重症肺炎におちいらせて死を待つべきか、なんとか生きながらえさせるかということであった。これを冗談で紛《まぎ》らわせて患者に気休めをのべるのは容易ではなかったのである。

数カ月ののち、たまりかねた私は、ついに気管切開にふみきった(気管切開とは、喉に穴を開けて、直接気管からもらくに呼吸ができるようにする手術である)。当然、患者は呼吸困難からは解放されたが、声を失った。同時に、それはまともな社会復帰が困難になったことをも意味していた。

ハリマという患者、ハリマという一個の人間はこれで幸せだったのだろうかという疑問は、しばらく自分を暗い表情にしていた。また、その当時のアフガニスタンとペシャワールの状況はあまりに絶望的であり、「人間」にかんするいっさいの楽天的な確信と断定とを、ほとんど信じがたいものにしていたからでもある。まるで闇の中からはげしく突きあげてくるような、怒りとも悲しみともつかぬ得体のしれない感情を私はもてあましていた。人間の条件――乏しい私の頭脳で答えを得ることはとうてい不可能であった。だがおそらく当のハリマという患者自身もこの疑問を持っていたにちがいない。「イスラム」以外に語ることばをもたぬ者には、その率直な泣きさけびそのものが雄弁であった。

自分もまた、患者たちとともにうろたえ、汚泥《おでい》にまみれて生きてゆく、ただのいやしい人間の一人にすぎなかった。ただひとつ確信できたのは、小器用な理屈や技術を身につけてドクター・サーブと尊敬されていても、泣きさけぶハリマとまったく同じ平面にあるという事実だけであった。

この一九八五年の暗いクリスマスを私は一生涯忘れることができない。ソ連軍はペシャワール近郊のカイバル峠にせまっていた。峠のてっぺんでは激戦が展開され、負傷者を乗せた車が連日連夜、市内の各病院と峠とを往復していた。市民たちはたえざる爆破工作におびえていた。冬の雨季にはいったペシャワールの空はどんよりと鉛色にくもり、砲声が間断なく市内まで聞こえていた。ふるさとに帰れぬ者、ふるさとを失った者たちが病棟とベランダにあふれていた。収容しきれぬために一部はテントにベッドを入れて寝かせていた。

当時所属していたある海外医療協力団体からは、はるかはなれた国外で行われる「重要」会議に出席するよう矢の催促が来ていた。

「発展途上国の現実に立脚して海外ワーカーとしての体験をわかちあい、アジアの草の根の人びととともに生きる者として……。美しい自然と人びとに囲まれたアジアの山村で語らいの時を……」

白々しい文句だと思った。美しくかざられたことばより、天をあおいでさけぶハリマの自暴自棄のほうが真実だった。この非常時に患者たちを二週間以上もおきざりにするわけにはいかなかった。が、このペシャワールの状況を日本側に伝えるのは至難の業でもあった。無駄口と議論はもうたくさんだ。最後通牒のような「出席命令」を力をこめて引き裂いた。私は、催しものと議論ずくめのわりに中身のない「海外医療協力」と、この時決別したのである。

クリスマスの日、ペシャワールでいちばん上等のケーキをヤケになって大量に買いこみ、入院患者全員に配った。山の中からでてきた患者にはおそらく最初で最後の豪華な食べ物であったろう。あるスタッフがいった。

「ドクター、やつらにはこの味は分かりませんぜ。この小さいケーキ一個二〇ルピーで一週間分めしが食えると聞きゃあ、口が腫《は》れますよ。もったいねえ」

「かまわん。ミルクをたっぷり入れた上等のお茶といっしょに五〇名全員に配れ。これくらいのぜいたくは、たまにはさせろ。おれの道楽だ」

底冷えのする病棟にはストーブもなかったので、ガス・ストーブを全室に備えさせた。冷たい病室にはあたたかい火が燃え、患者たちは見たこともない高級の洋菓子と熱い茶をすすりながら談笑した。ひさしぶりに笑顔が病棟にあふれていた。連日の過剰な労働で疲れていたスタッフたちも、それにつりこまれて幸せそうだった。

例のハリマも同室の女性患者とともに笑顔で向かい合っていた。変形した手で器用に気管切開の部位をおさえ、かすれ声をふりしぼって談笑し、ケーキをぱくついているのを見て私はほっとした。

鉛色の空と冷たい雨にこだまする砲声の下、迫害と戦乱に疲れた者にとっては、たとい一瞬でも暗さを忘れるあたたかさが必要だったのである。それが私の感傷からでたものであろうと、口の中でとろけるケーキの一片とともに命あることの楽しさを思いおこせれば、それでよかった。彼ら患者たちとハリマの笑顔こそが何ものにもかえがたい贈り物であった。

アフガン人チームの発足

一九八六年一〇月、長らく我われの宿願であった「アフガニスタン」への足がかりが作られた。日本側の全面支援によるアフガン・レプロシー・サービス（現JAMS＝日本―アフガン医療サービスの前身）の難民キャンプへの活動開始である。当時アフガン戦争の真っ只中で、越境する難民は北西辺境州だけで三〇〇万人にせまりつつあり、らいコントロール計画はその影響をまともにこうむっていた。らいは現在では治る病気であるが、結核以上に長期の服薬を必要とし、治療中断による再発はとりかえしのつかぬ結果を生みだすからである。こうして、我われの治療下にある多数のアフガン人患者もこのはてしない内乱の犠牲となっていた。

例のハリマという女性患者も現にその一人であった。第二、第三のハリマが多数いるにちがいない。国境沿いの難民キャンプをねらいうちに、治療中断者と新患者を見いださねば「らい根絶計画」の成功はおぼつかなかった。同時に国境をこえて次つぎと現れるアフガン人の未治療患者の対策も痛感されていた。ハリマの姿がアフガン人患者問題を身近にし、決断に踏み切らせるひとつの動機づけになったのは事実である。

――一九八六年の夏、帰国した私は、この「アフガニスタン計画」の具体化のために飛び回っていた。具体的には、このための財政技術援助のとりつけである。

親身に関心をしめしてくれる者は少なかった。その時の自分のありさまは、わが子を救おうとして他人に必死で懇願する親の姿に似ていたであろう。たしかに「他人」にしてみれば、あつかましい話ではあった。だが、日本社会の持つ特有のゆとりのなさは、ソ連軍以上に圧倒的な壁であった。好意を持つ者でさえ身動きがつかなかった。共感をしめすものは一般に国内の活動に忙殺されており、善意が力となりにくい構造的な壁を感じた。マスコミをふくめ、多くの人びとにとって、ペシャワールでの医療活動は美談以上のものではなかった。

美談ととられるのはまだよいほうだった。刺すような皮肉にも遭遇した。

「好きなことをしてけっこうな身分だな。日本じゃ皆けっこう苦しいんだ」

「日本だって困ってる人はいくらもあるんだ。何もこと変わった所で」

「そりゃあ、立派なことをしているとは思うよ。しかし世間ってものは……」

「おれたちゃ、税金をはらっているんだ。外務省にでも相談したら」

おりから国をあげて国際化の呼号される中、少しは義侠《ぎきょう》心に燃える変り者もいてよさそうだが、案外「世間一般」の風当たりは冷たかったようだ。そのとおり、私は好きなことをしてメシが食えるけっこうな身分であり、こと変わった所でオロオロしている物好きな人間にすぎなかった。売名行為と評するゲスのかんぐりや、訳知り顔に人生訓をたれる空疎な自信にたいして憤懣《ふんまん》を覚えても、だまっていた。啖呵《たんか》を切ってうっぷんを晴らすのは簡単だった。しかし、現地の患者の不利になってはならなかった。

「おれたちもけっこう苦しいんだ」といういい訳が不当なものだと私は決して思わなかった。実際にその中にいる個々人はそのとおりだった。だが、まるで異物を排除して等質であることを強制するような合意が日本社会にはある。ある種の底意地の悪い冷厳な不文律が、いかようにも説得力のある拒絶の理由を提供するように思えた。ペシャワールから急に帰国した私にとって、これは得体の知れぬものであった。光と影の明瞭なペシャワールとは明らかに異なっていた。私はただ、つたない表現の中に真

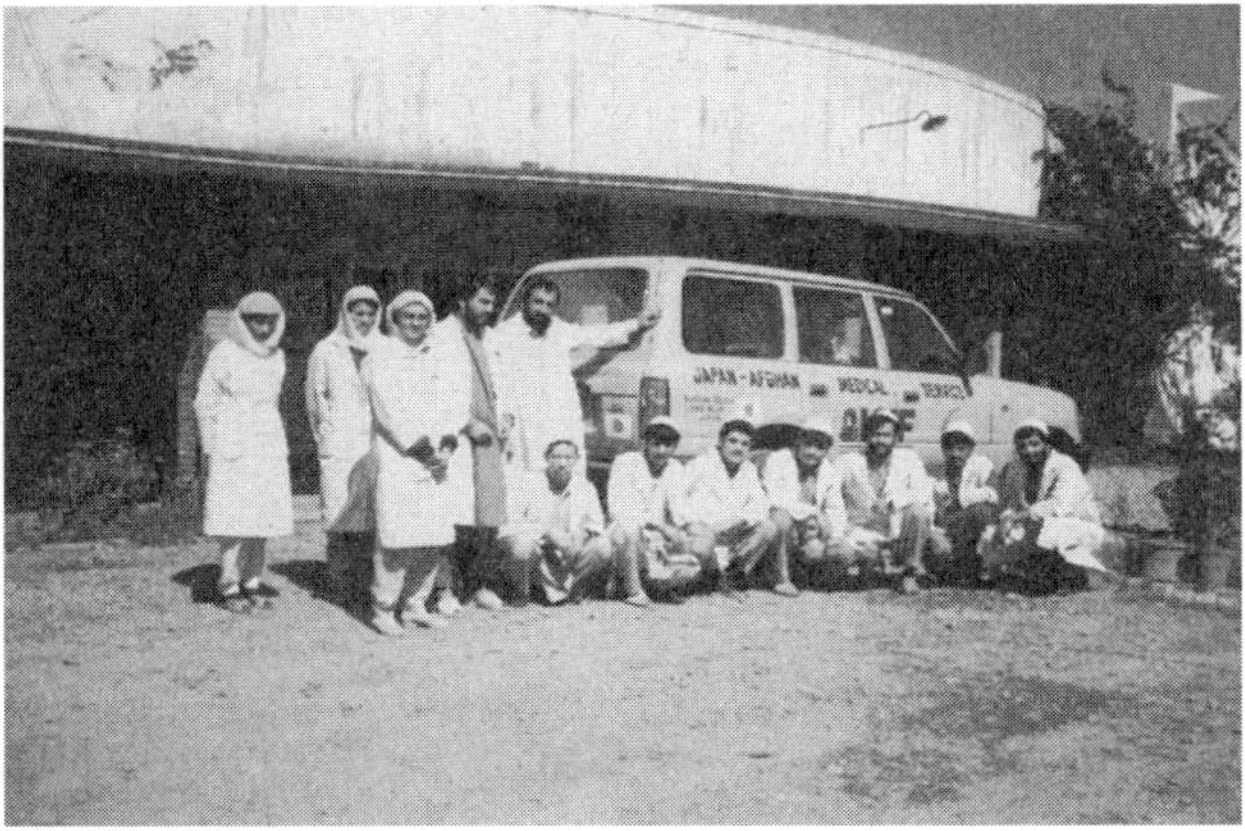

JAMSのスタッフ（現在約90人）。

実を、正当な論理の中におごりを、耳ざわりのよい修辞にいつわりを、発見しようとしていた。
　しかし、日本人とて薄情者ばかりではない。いつの時代でも、わが身をけずって人にあたえることを喜びとし、殺伐な世相に明るさをふりまく「変わり者」がいるものである。名古屋のあるグループは一九八五年にアフガニスタン難民救援アクトとして現地訪問していたが、実情に自らふれてふるい立ち、一九八六年秋、その記念行事としてアフガン人チームのためのセンター建設と車両の寄贈を申し出た。九州の病院グループにはもともと離島などの医療過疎に情熱を燃やす者が集まっていたが、医療過疎の極致ともいうべきペシャワールの事情に素朴な同情を寄せ、らい病棟の改築と継続的支援を買ってでた。

さらに、岡山の国立のらい療養所グループが、らいに熟達した皮膚科、整形外科、眼科専門医、検査技師をともなってペシャワールに一時滞在、本格的な技術改善を行った。これらの人びとは当然のごとくこれを自分の喜びとし、なんの理屈も、なんの国際協力論ものべなかった。

これをうしろだてに、アフガン人チームの編成がなり、彼らも総力をあげて「らいのアフガニスタン難民問題」にとりくむことが可能となった。じつに一人の女の率直なさけびが、次つぎと良心の連鎖反応をよびおこし、アフガニスタンへの抜本的ない対策発足を実現させる強い推進力となったのである。この事実は、本人をふくめてだれも知る由《よし》がなかった。

変貌したのは、ハリマというらい患者のみではなかった。我われもまた彼女によって新しい目を養い、力を得たからである。

希望を求めて——アフガニスタン国内活動へ

ソ連軍の撤退とアフガニスタン復興援助ラッシュ

一九八八年はひとつの歴史的転換点であった。世界でささやかれていた漠然たる予感は、「アフガニスタン」で象徴的事件として口火を切った。世界冷戦構造の崩壊とヨーロッパ世界再編の開始である。一九八八年四月一四日、デクエヤル国連事務総長は、多くの難問を残したまま、ソ連軍撤退条項をふくむアフガニスタン和平協定を締結させた。当時ソ連の書記長だったゴルバチョフは「全兵力九万人を九カ月以内に引き上げる」と宣言、おりから訪欧中の竹下総理は「日本がアフガニスタン難民帰還に積極的支援をする」と表明、アフガニスタン問題は日本をもある程度まきこんだ。

ペシャワールはにわかにわき立った。世界中からジャーナリストたちがおしよせた。あるものは怒濤のような難民帰還を予想し、あるものはサイゴン陥落のような劇的な場面を期待し、固唾《かたず》をのんで見守っていた。和平協定の興奮から冷めぬ五月には、UNHCR(国連難民高等弁務官事務所)が「アフガニスタン難民帰還計画」を公表、それらしいムードを演出し、平和と難民帰還が遠くないという印象を世界にあたえた。

しかし、これは完全な錯覚だった。うわすべりな世界の目をよそに、肝心の北西辺境州二七〇万人のアフガニスタン難民は、冷ややかな沈黙をつづけていた。彼らになんらかの読みがあったわけではない。難民の実情をおきざりに進行する机上のプランが実現不可能なこと、別の干渉の到来を本能的に感じとっていたのである。

国連の難民帰還の青写真によれば、パキスタン三五〇万人の難民を出身地方別に分け、数十万人単位に管理施設を設置、一年分の食糧と耕作に必要な農具と種籾《たねもみ》をあたえ、一、二年以内に予防注射などを施行して帰す、というものであった。これは事情を知らぬものには説得力があったが、現地の国連職員自身がやるせない気持ちをかこっていた。その声はジュネーブまで届かなかった。

難民がのこのこと種籾をかついで帰れる状態ではなかった。アフガニスタン内部で全農村の半分が壊滅、無数の地雷の埋設、戦死した労働力、不安定な政治的受け入れ態勢は、人びとをのっけから国連不信におとしいれた。米国の圧力によってゲリラ側は離合集散をくりかえし、米ソの武器援助は継続、帰還のための政治的整備はいっこ

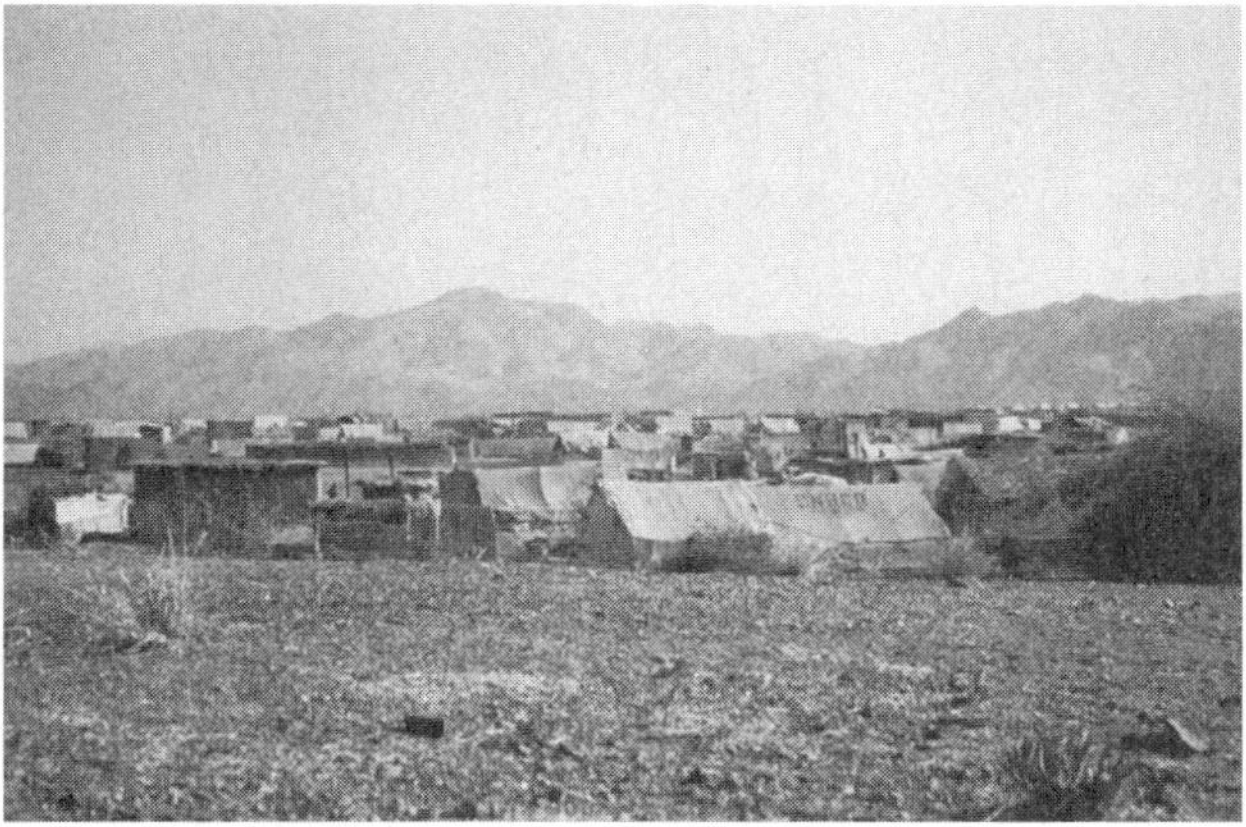

難民キャンプ（バジョウル）。

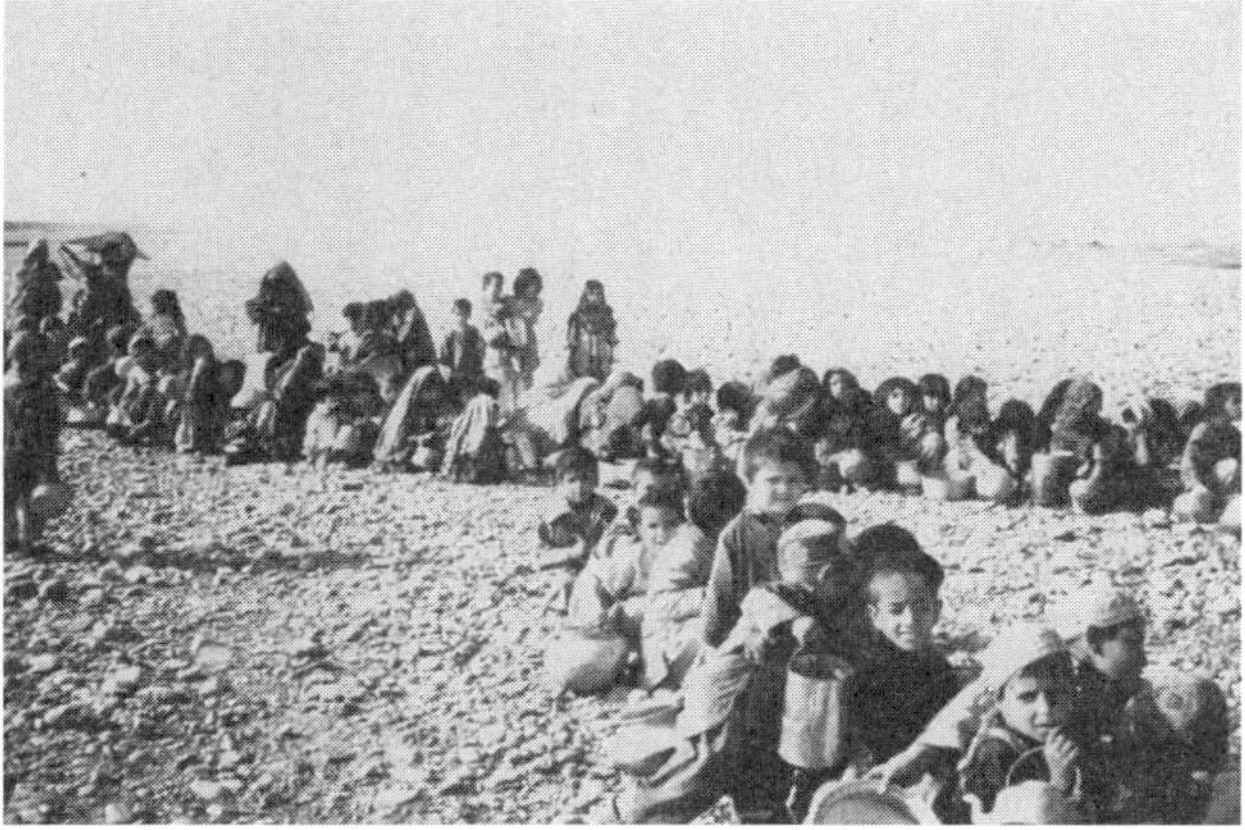

ミルクの配給を待つ難民たち（ペシャワール）。

うに進まなかった。

難民を受けいれ、ジュネーブよりは事情を知るパキスタンの意見も無視された。それどころか、頭ごしの米ソ交渉に抵抗したジアウル・ハク大統領は一九八八年八月、白昼大統領機もろとも爆殺された。小さからぬパキスタンのような一国家の元首が、かくも粗雑なやり方で消されるとはだれも予想しなかった。政治テロと治安の悪化はペシャワール名物ではなくなり、さらに大規模な形でパキスタン全土におよんだ。多くの人びとはハク政権の八年間の戒厳令をかえってなつかしんだものである。

難民帰還計画はあまりに性急であった。実効よりは予算消化が急がれた。国家の再建は元来UNDP（国連開発計画）の仕事であるが、「正式の交渉相手がない」と見なされる中、UNHCRの手でいわゆるクロスボーダー・オペレーション（越境活動）が奨励され、欧米のNGO（非政府協力団体）が殺到した。

ソ連軍撤退以前に四〇をこえなかった難民援助団体は、一九八九年には二〇〇団体に上り、復興援助ラッシュがはじまった。例によって、大金と人材とたくみな机上論を手にしてのりこんできた口達者な連中が、はばをきかせはじめた。人びとははぶりのよい機関にむらがり、山師的なプランが横行し、民心の荒廃に貢献した。

このような粗雑なプラン、援助する者の無神経さ、自信に満ちた優越感は、ほこり高い現地の人びとにはたえがたかったのだろう。パキスタン政府の一高官は、「今やアフガニスタン難民援助は無責任な外国NGOの予算分捕り合戦でビジネスに変質し、三流外国人の失業対策となった」とこきおろしたが、わからぬではなかった。

アフガニスタン農村医療計画

こうして復興援助ラッシュのはじまるなか、元来らい対策を念頭に発足したわがアフガン人チームも、「ソ連軍撤退」の報を聞いていろめきたった。また、それまでの難民キャンプ診療の経験から、わずか七名のスタッフではとうていまともな一般診療はおろか、小さならい対策でさえ困難なことが痛感されていた。

チームの指導者のシャワリ医師は、①ほとんどが無医村の地域で「らいだけ診る」診療は不可能なこと、②当時のチームの力量で、北西辺境州に倍するアフガニスタン北東山岳地帯への展開はとうてい無理であること、③本格的にやるなら外国人ではなく現地の人材育成を自ら実施すべきことを説いた。「地元の人びとの手による活動の長期継続がなければ外国人のショーで終わる」とつねづね思っていた私にとって、これはしごく当然のことであった。これまでの日本側の補給力の限界から大きな拡大はさけてきたが、ここにいたって来るべきものが来たとさとった。

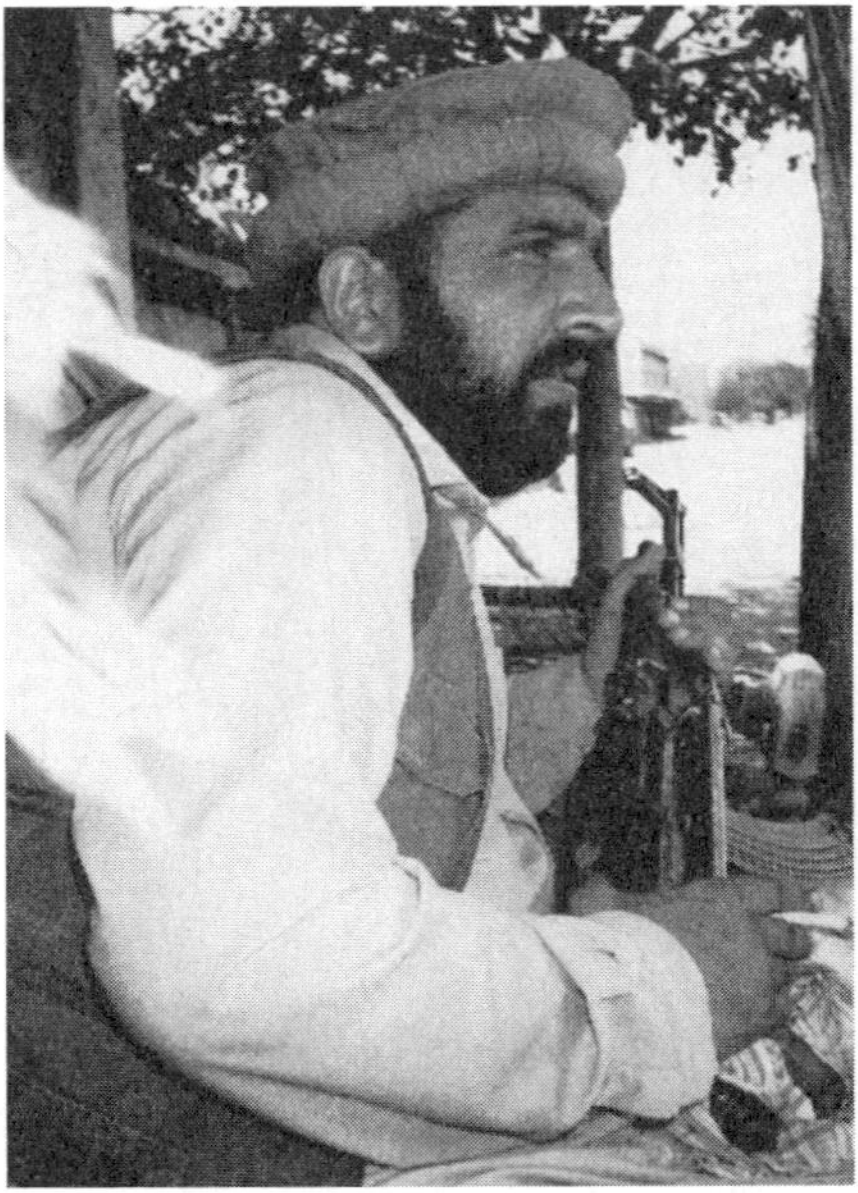

ＪＡＭＳリーダーのシャワリ医師。

異論はなかった。長い間に私も「パシュトゥン化」していたのだろう。現地風のジハード（聖戦）の感覚で、「報いてこの世にひとつ明るいものを残せるなら、これだ。この人びとと事業のためなら自分の命も軽い」と本気で思っていた。だが同時に、そのためにこそ私は現実的であらねばならなかった。アフガン人チームは日本の民間の力を過大評価しているか、やみくもな精神主義に支配されているとしか思えぬ節があった。それに私の家族までも無理心中のまねはさせたくなかった。

物量にたいする過大評価も過小評価もあってはならないが、日本の民間がこの手の事業を数十年単独でやりぬいた例はほとんどない。しかも当時、支援会のペシャワール会も十分な補給力はなく、あるのはただ「日本の良心にかけよう」という気概だけだったといっても過言ではない。まずは日本側で長期補給態勢を作りつつ、同時進行で現地にも良心的な核を育成すべきである。一寸の虫にも五分の魂という。はぶりのよい欧米NGOに比べてとるにたらぬ規模であっても、これが真心と魂を吹きこまれて動きはじめるときは必ずつづくだろう、そのことが貴《たっと》い、と私は信じた。

そこで、欧米諸団体の撤退をみこし、らい根絶計画とだきあわせに「アフガニスタン復興のための農村医療計画」をうちあげた。計画の骨子は、らいの多発地帯でもあるアフガニスタンのクナール、パンジシェール、ヌーリスタン、バーミヤンなどの無医地区二〇カ所にモデル診療所をおき、独自に訓練した診療員を配備し、荒廃した農村の復興を医療側から支援しようというものである。

これらの地域はおおむね、内乱のすきまで強力な自治を獲得してきた所が多い。保健衛生教育を中心に、伝統的な相互扶助のやり方にのっとって医療側から手をかせば、少ない予算で多くの病気をまるごと激減させることができる。らいとても例外ではない。

このため、パキスタン政府の認可を得て、旧名称のALS（アフガン・レプロシー・サービス）をJAMSとあらため、診療員養成コースを開設した。らいは「諸々の感染症のひとつ」としてさりげなく診ることにした。Japanをつけたのは日本の良心をパートナーとする事実を鮮明にしたのである。

一般的疾病《しっぺい》構造と問題点

これまでのべてきた事情から、アフガニスタンの医療事情はおして知るべしである。疾病の構造、その問題点は、ほかの南西アジア諸国と大同小異である。戦争・貧困＝不衛生＝病気はここでもひとつの強固な環《わ》をなしている。さらに事態を決定的に困難にしているのは富の偏在である。医療技術にしても、平均水準はともかく、現在では金を持ってカラチやラホールなどの大都会に行きさえすれば、欧米なみにちかい高水準の医療は受けられる。問題は決して「技術力の低水準」ではないことである。優秀な人材は現地にいくらでもいる。ただこれらの人材は、一般に技術力を発揮できる欧米諸国に逃げてゆく。

死亡原因では感染症が第一位をしめ、乳幼児死亡率は世界最悪といわれる。群をぬ

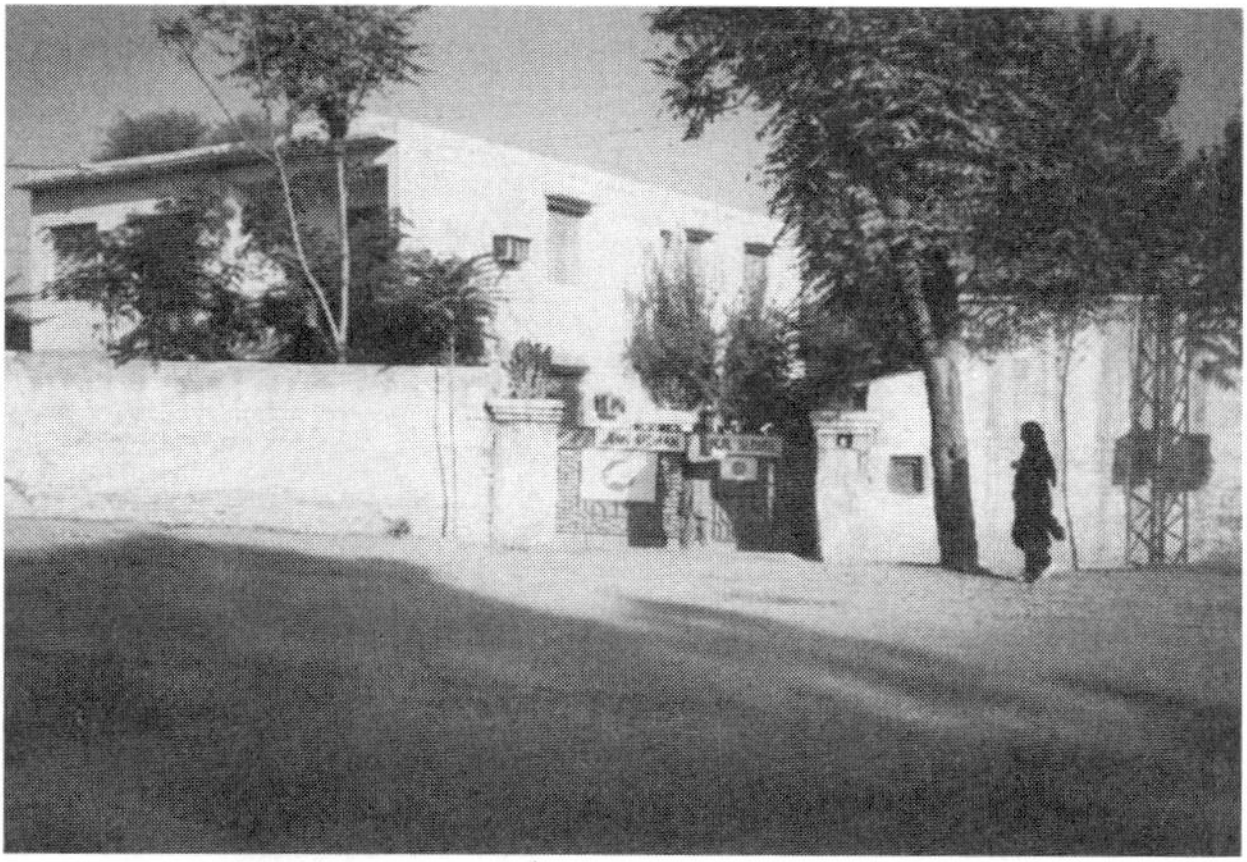

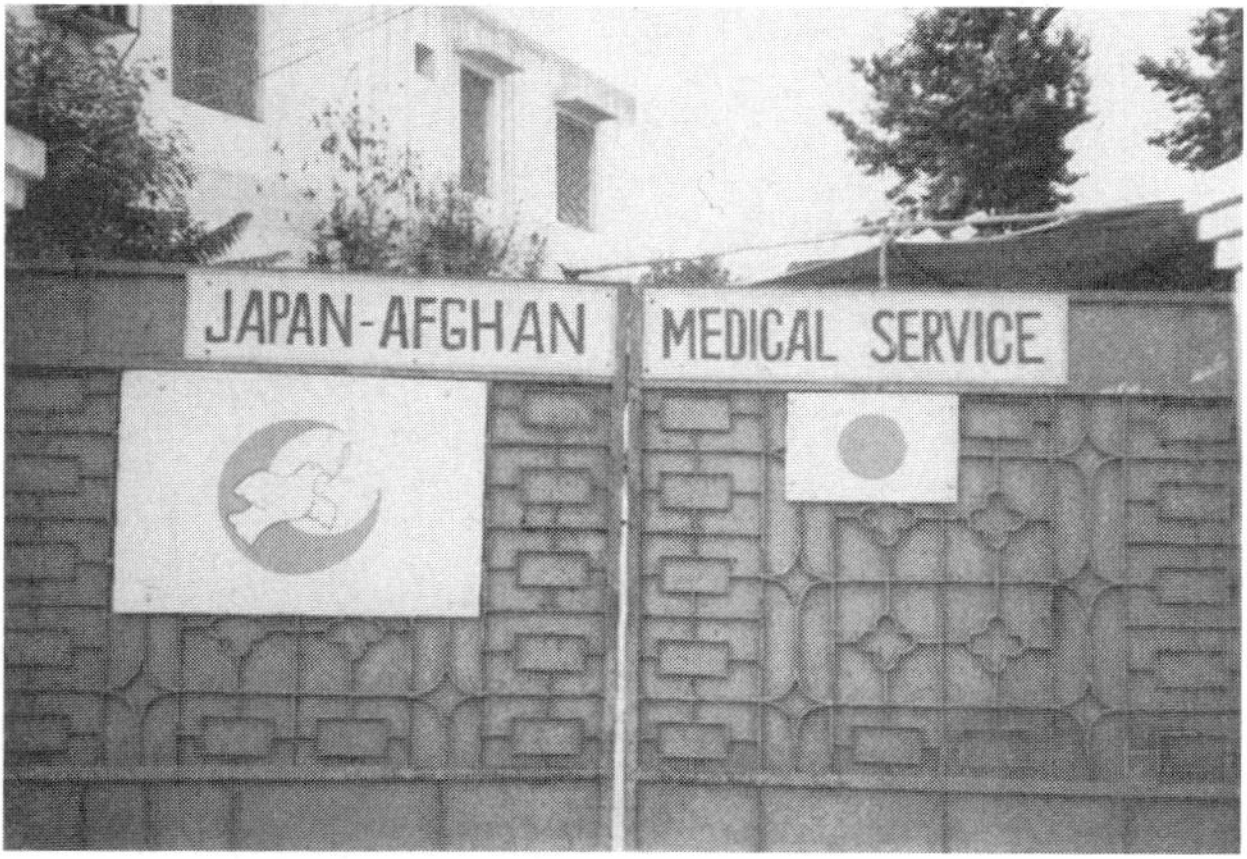

ＪＡＭＳの建物（上）と、正門（下）。

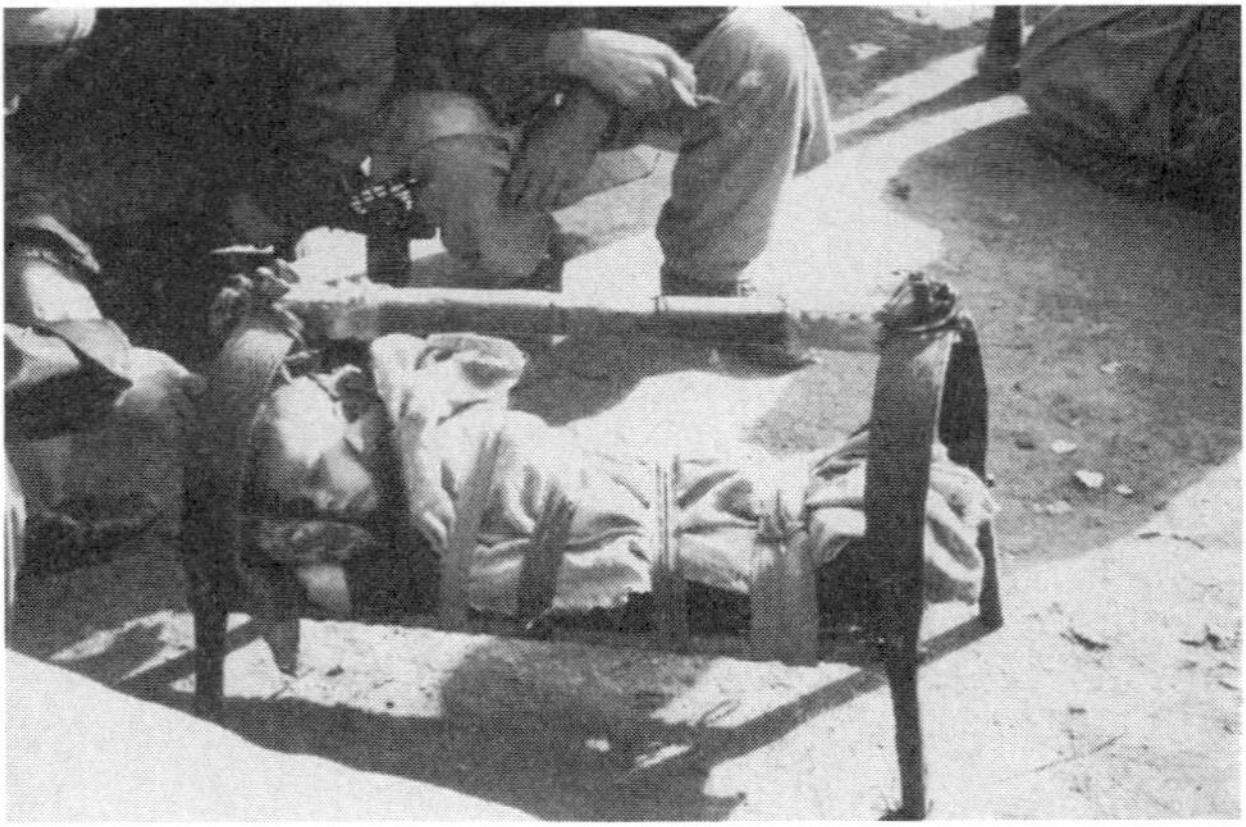
ゆりかごの乳児は一般にぐるぐるまきにする。

いて下痢症が死亡原因の首位で、マラリア、結核、アメーバ症、リーシュマニア症、リウマチ熱による心臓弁膜症などはふつうに見られる。頻回《ひんかい》の出産、鉤虫症《こうちゅう》、遺伝性血液疾患による貧血・栄養障害もごくありふれた状態である。

大都市偏在型の医療構造も顕著で、これは日本の五〇年以上前の医療過疎の状態をさらに極端にしたものといえよう。ただ日本の場合、アフガニスタンの数万倍も豊富な保健財政と迅速な交通網の整備で問題をきりぬけたが、同様の過程をアフガニスタン現地に期待するのは永久に不可能である。たとえ意欲のある若い医者がいても、十分に機能する基幹病院のないこと、輸送がしばしば困難なこと、僻地《へきち》にとどまることがその医師の将来に不利な事情を作り出すことなどで、実質的な働きはおぼつかない。

予防教育・衛生状態の改善も同じく困難な問題をかかえている。これには、主婦の協力が不可欠である。しかし、女性をかくす習慣のあるアフガン人社会では、外国人による主婦への働きかけは至難の業《わざ》である。

無論、このような事情は全世界の発展途上国に共通する問題で、戦後「先進技術をそのまま移植すればおのずと発展が期待できる」という楽天的確信は、はやくも一九六〇年代にはくだかれた。その後、主として協力効率論から、医療協力モデルとして金科玉条《きんかぎよくじよう》のように大流行したのが「コミュニティ・ヘルスケア」である。ようするに病院中心主義から保健衛生に力を注ぐ予防医学対策である。これはもちろん戦略としては正しい。問題は伝統社会を考慮しない欧米側のアイデアであって、成功例が案外少なかったのが実情である。

ほんとうに土地の事情をよみとり、民意の要求水準に見合う活動をするためには、現地主力部隊の育成を中心にすべきは明らかである。

一粒の種

我われの意図は、世界中で流行しながら実効を見ない「コミュニティ・ヘルスケア」にかわる自らの診療モデルを創設し、アフガニスタンの共同体と共存できる医療体制をしくことであった。らいについていえば、第一に、らいを特別あつかいするような診療や印象をさけること。第二に、共同体に受けいれられつつ最小限の手間でケアできるよう配慮すること。第三に、らいを外国人のチャリティー・ショーや「商いの家」にしないことである。

外国人が「現地の実情やニーズ」と語るとき問題なのは、現地のだれからどういう立場でそれを聞いて判断したかである。一般に英語を使って外国人に接し得る者はきわめてかぎられており、彼ら自身がしもじもの実情を知らぬこともある。教育を受けたアフガン人のほとんどは都市出身者で、山岳地帯の状況などは別世界のように無縁であることが多い。西欧的教育を受けた者にとっては、自国の人びとにたいする心理的距離が外国人以上に遠いという事態もある。

はなやかな会議やもよおしもの、外国人の援助の論理を満足させる保健教育用の雑誌やパンフレットは、貧弱な我われの現場からはあまりに遠く、むなしさを覚えさせるものである。それに現地では、巨額の「難民帰還・復興援助予算」が混乱と依存を助長していた。欧米・アラブ各国による「難民ビジネス」にひきつづく「復興援助ラッシュ」の、しばしば破壊的な作用を、心あるアフガン人たちはするどくかぎとっていた。

しかし、小さな我われにできることは、自ら一粒の種となって地上に落ち、時を待つことであった。まるで桁《けた》の異なるアラブや欧米のNGOの大規模なプロジェクトと競合する必要も能力もない。このような中で求められるのは、生まれつつある良心の希望の芽を確実に守り育てることである。ささやかだが貴重な挑戦であった。

「人材養成」と訓練コースの開始

一九八八年八月から、アフガン人チームは多忙な難民キャンプでの活動をぬって、準備に着手した。まず我われの行ったのは人材の確保である。ペシャワールには英語の流暢《りゅうちょう》なアフガン人の若者がおおぜいふえていたが、長い目で見てまず使いものにならない。多くはすでに自分の故郷に愛着を持たなかったからである。行きずりの外国人にたかる流れ者にちかいのが実情で、外国人の活動もまた、実績のための実績と化していることが大半であるから、これは最悪のコンビとなることが多かった。

などだい「難民」という境遇がゆきずりであるし、長い内戦の混乱の中で育った若者の立場を考えれば、わからなくもないが、いやしくも一国土の再建とよぶにはおそまつにすぎる。

当時ペシャワールで募集広告を出しさえすれば、山のように応募者を集めることはできた。しかし我われはあえてそれをしなかった。自ら活動予定地におもむいて、「自分の村をはなれてペシャワールのようなところに行きたくない」と、故郷への愛着からむしろいやがる若者を説得して引き入れ、訓練をほどこしたのである。英語は必要最低限度だけ使い、原則として国語のペルシア語やパシュトゥ語でとおす。外国人に技術協力してもらう場合は、外国人にペルシア語を学んでもらう。「英語は奴隷のことばである」とほこり高い彼らがもらすのは、決して負けおしみではない。いささか乱暴で回り道のようでも、こちらのほうが長続きする。

一九八八年一二月三一日までに二〇名の人材を集め、最低限の教育態勢を整え、予定どおり翌年一月一日に訓練コースはスタートした。一九八九年夏に予備調査で診療所候補地を選定、第一号診療所の下準備がひそかに着手された。いっぽうで難民診療をむしろ人材育成のための訓練場とし、補給にあわせてしだいに人員を拡大、一九九二年はじめまでには六〇名をようする一団となり、アフガニスタン国内診療所設置への準備を整えた。まさに、日本と現地の良心をあわせた新しい出発であった。

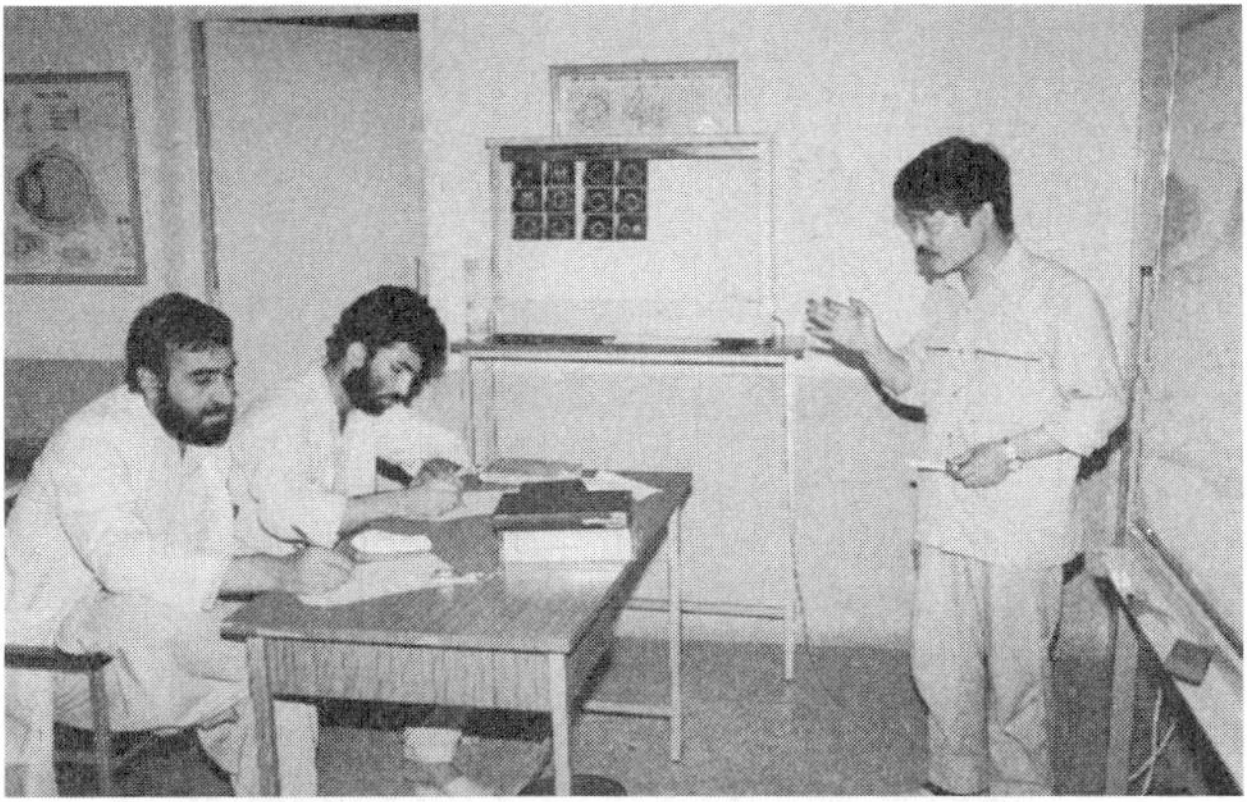

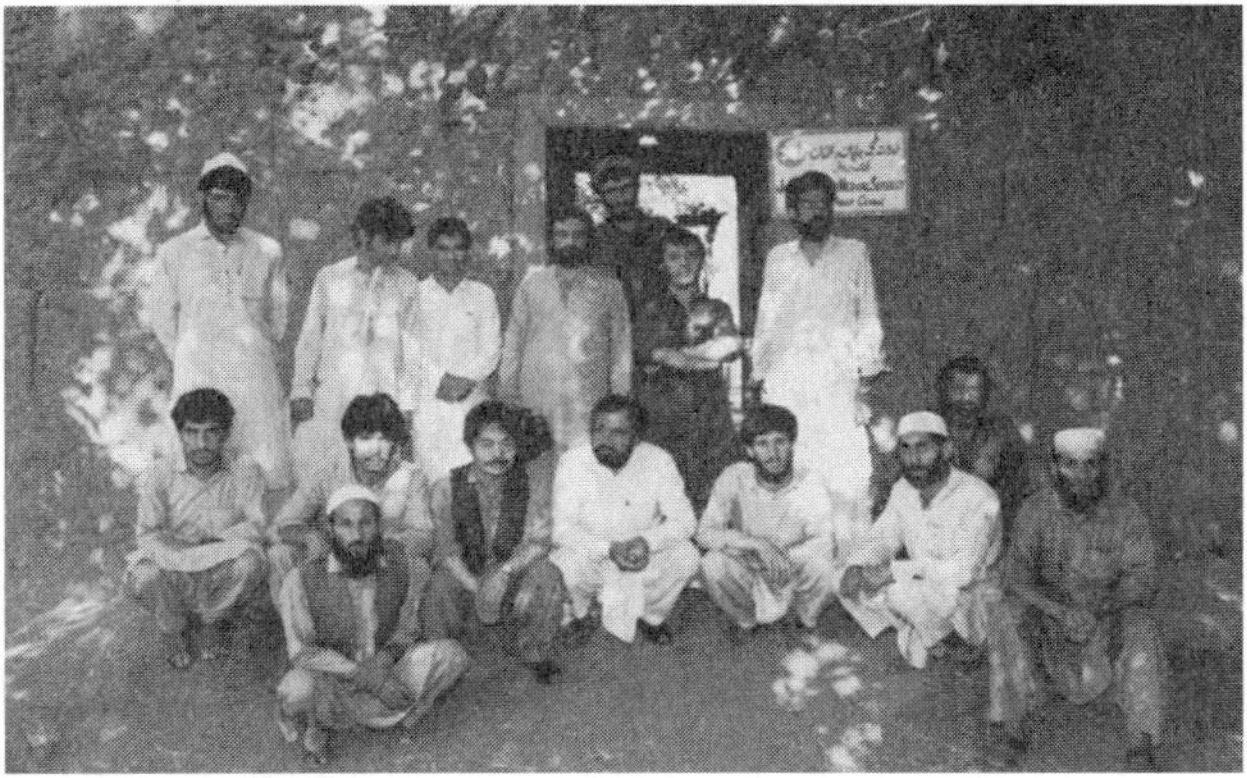

ＪＡＭＳ（ペシャワール）での授業風景（上）★と、
ダラエ・ヌールでのＪＡＭＳスタッフ（下）★。

忘れられた難民

ソ連軍撤退は一九八九年二月、予定通り完了した。しかし、「難民帰還」や「アフガニスタン復興」がそう短兵急にできる代物でないことはだれの目にも明らかだった。一九八九年以来、戦後冷戦構造の変化はいっそう著明となり、ルーマニア政変、ドイツ統一、さらにはソ連内部の民族紛争、カシミールの反乱とつづき、「アフガニスタン」への関心は世界的に色あせ、パキスタン国内三五〇万人の難民の存在はふたたび忘れ去られた。

しかし、ペシャワールでは何がおきていたのだろうか。

難民の数は減少しなかった。アフガニスタン内部は戦国時代の様相をていし、国境ぞいでの「復興援助活動」のそうぞうしい自己宣伝だけがあった。札束のまう援助と政治的干渉は、復興をおくらせていた。ソ連軍撤退のすきまをうめたのは、はてしのない内部抗争と飢餓であり、犠牲を大きくしたのは米ソの武器援助継続である。現地にとっては、対決も緊張緩和も同等であった。

人びとは「ルース（ソ連）」がひきあげた現在、アフガン人同士の戦いの意味を疑いはじめていた。欧米ＮＧＯの「アフガニスタン復興援助」は、ソ連と同様、まるで未開人を文明化するような伝統無視の近代化プランとしかうつらなかった。地元民や難民としては食ってゆくためには仕方なくとも、おもしろくなかった。

遅々として進まぬ平和は難民たちの間にいらだちをひろげ、いらだちは憤りと敵意に変わっていった。もともとあった根強い反米感情がしだいに強まっていた。このような事情の中で発生するのは、当然イスラム伝統社会の過剰な反動である。湾岸危機のひな型は、すでにペシャワールであらわに展開していた。

声なき民の怒り

一九八九年、預言者マホメットを冒瀆《ぼうとく》するとされた出版物、『悪魔の詩』（サルマン・ラシュディ）に抗議するデモがイスラム世界全体であれた。イランの指導者ホメイニ師は著者に死刑を宣告した。同年二月にペシャワールの英国領事館が爆破された。「言論の自由」をかざす西欧近代と、それにはかえがたいものを守ろうとするイスラム社会との対立であった。

だが、たとえイスラム側の過剰反応であっても、そこに欧米側の思慮と内省が働いていたとは思えない。サッチャー元英国首相などは、「共産主義がたおれたあとはイスラム社会が敵になる」と語るありさまであった。

当時のイスラム教徒の心情は、一昔前の日本で、神社の御神体や寺の仏像に、突然外国人がおしいって小便をかけられた感じにちかいであろう。それが出版物というマスメディアで大規模にやられたと思えば、ある程度想像がつくにちがいない。偶像を否定するイスラムにおいて、コーランの句はこの御神体以上のものである。「ことばの命」が、現代社会において、氾濫《はんらん》する情報で麻痺したことをかえりみるものは少なかった。「ことばは命であった」(新約聖書・ヨハネ伝一章)とは、ほかならぬヨーロッパ精神文明の基調でもあり、「近代化」はそれをさえむしばむものをはらんでいることは、ほとんどかえりみられなかった。

重要な点は、抗議の暴動は政治的にあおられたものではなく、ごく自然発生的なものだったことである。我われは時局がら、意外なはげしさと拡がりに不吉なものを感じていた。ペシャワールでほとんど見聞きしなかった外国人への襲撃・誘拐が頻発するようになったのは、その直後であった。

明けて一九九〇年四月二六日、ペシャワール市内のナセルバーグ・キャンプで暴動が発生した。ムッラー(イスラム僧)に扇動されたアフガン難民約一万人が英国系NGOを襲撃、略奪のかぎりをつくした。これによって同団体のプロジェクトは壊滅、カナダ・米国大使館は「パキスタン連邦政府の管理不行き届き」に抗議した。パキスタン連邦政府の難民コミッショナーは表向き遺憾の意を表明したが、事実上沈黙した。

ねらいうちにされたのはたいていが「女性の解放」にかんするプロジェクトであった。そもそも伝統的イスラム社会では「女性」について外来者がとやかくいうのはタブーである。「胸をはだけて歩く女性の権利」や、自然の母性を無視してまで男と肩をならべることが追求される「男女平等主義」こそ、アフガニスタンから見れば異様だとうつる。問題は、このてのプロジェクトが自国受けするテーマとして選ばれたことと、「女性を虐待する許しがたい社会の是正《ぜせい》」が錦の御旗《みはた》としてかかげられた点である。「文化侵略」とうけとられても不思議とは思われない。動あれば反動がある。女性がより自然に社会進出する傾向は、これによって逆につみとられてしまった。

同様の事件は、周辺のキャンプに次つぎと飛び火した。五月になって、さらにいくつかの主要な欧米NGOがおそわれた。アフガニスタン国内でもフランスのMSF（国境なき医師団）が追放され、一部は殺害された。欧米側の対応は、「犬以下の恩知らず」「イスラム過激主義者の陰謀」（「ニューズウィーク」誌）という高飛車《たかびしゃ》な決めつけ方で、イスラム民衆のさらに大きな反感をかった。

難民を犬以下よばわりし、現地事情や人びとの習慣・心情を理解できぬ、独り歩きするプロジェクトのグロテスクな肥大、そうぞうしい自己宣伝、自分の価値判断の絶対化が見られるだけだと思えたのである。

いかに不合理に見えても、そこにはそこの文化的アイデンティティがある。性急に自分たちの価値尺度をおしつける点では、西側も同じ対応をしたわけである。そのあげくが、各国政府を通じた国際的な恫喝《どうかつ》とあっては、パキスタン政府としても不愉快だったろう。事実上黙殺したのは当然と思える。

パキスタンの苦悩

こうして、イスラム民衆の苦悩と怒りは、ペシャワールにおいて鮮明に浮き彫りにされていた。同年八月に発生した湾岸危機の背景は、イラクのフセイン大統領の意図はともかく、一連のペシャワールの動きと通ずるものであった。

アラブの湾岸危機は決して偶発的事件ではない。それは、冷戦でもてあそばれたイスラム民衆の反応の総和の一部といえるものであった。アフガニスタンと同様、一九世紀的なマキャベリズムで内部対立をあおり、政治勢力の無用な軍事的肥大を支えたのは、当の米ソである。

パキスタンも同様である。一九九〇年八月、米国のほめそやした「民主政権」は成立後一年一〇カ月でたおれ、一〇月の総選挙でベナジール・ブットーの人民党は惨敗した。かわる新政権は、欧米NGOをおそったアフガニスタン難民と同様、反米・イスラム主義の色彩を強め、米国との外交関係は険悪となってODA（政府開発援助）のうちきりにまで発展した。

湾岸危機に際して、「イスラム」を国是として一億人の複合民族を糾合《きゅうごう》せざるをえないパキスタン政府は、苦しい立場においこまれていた。欧米の軍事・経済援助や、アラブ産油国への出稼ぎによるオイルダラーの還流なくしては、国家経済が成立しない事実のまえに苦悩していた。要求されるままに七五〇〇名の軍隊を「多国籍軍」として前線に送ったが、その心中はどうだったのだろう。

人びとは隣国インドにおける大規模なイスラム教徒迫害事件に怒り、インド占領下のカシミールのイスラム住民の反乱に声援を送って鬱憤《うっぷん》をはらし、仇敵《きゅうてき》・米英と対決するイラクに同情して一喜一憂した。誤解されているように、民衆は決して「フセイン支持」だったのではない。同じイスラム教徒を虫けらのように翻弄《ほんろう》することにたいする、素朴ないきどおりだったのが事実である。

我われは無謀な戦争に反対しつつも、人びとのこの反応を笑うことができなかった。パキスタン政府自らが表明したように、彼らもまた「犠牲者」なのであった。隣国の民族・宗教紛争で自らのアイデンティティを強化せざるをえない、アジアの悲劇的な構図がここにある。これもまた、過去の植民地支配と冷戦時代の歴史的おきみやげであった。

一九九一年一月一七日、はたして無謀な湾岸戦争が勃発した。事情にうとい日本もまた、九〇億ドルをもって米英にならって参戦した。いや、日本国民は「参戦」という意識すらなく、米英に卑屈な迎合をしたとしか思えなかった。それどころか、まるで野球中継かテレビゲームのように映像で観戦し、評論家たちはノリとハサミでつないだような議論でイスラムを語り、迎合的な危機感をあおった。

太平洋戦争と原爆の犠牲、アジアの民二〇〇〇万の血の代価できずかれた平和国家のイメージは失墜し、イスラム民衆の対日感情はいっきょに悪化した。対岸のやじ馬であるには、事態はあまりに深刻だった。世界に冠たる平和憲法も、「不戦の誓い」も色あせた。

「復興援助」ラッシュの終焉《しゅうえん》

ペシャワールにおける湾岸戦争の影響は、基本的に以上の経過の延長線上にあったにすぎない。すでに撤退傾向にあった欧米諸団体の活動は、これによってとどめをさ

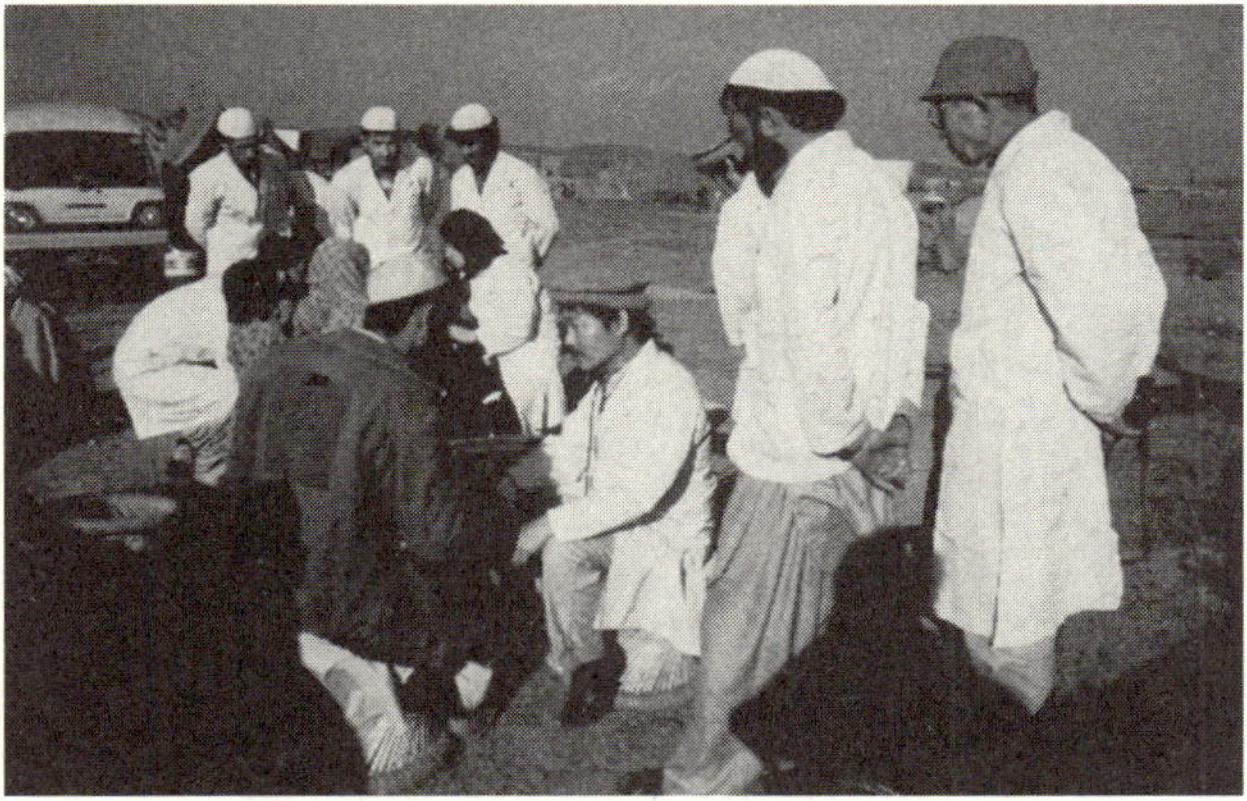

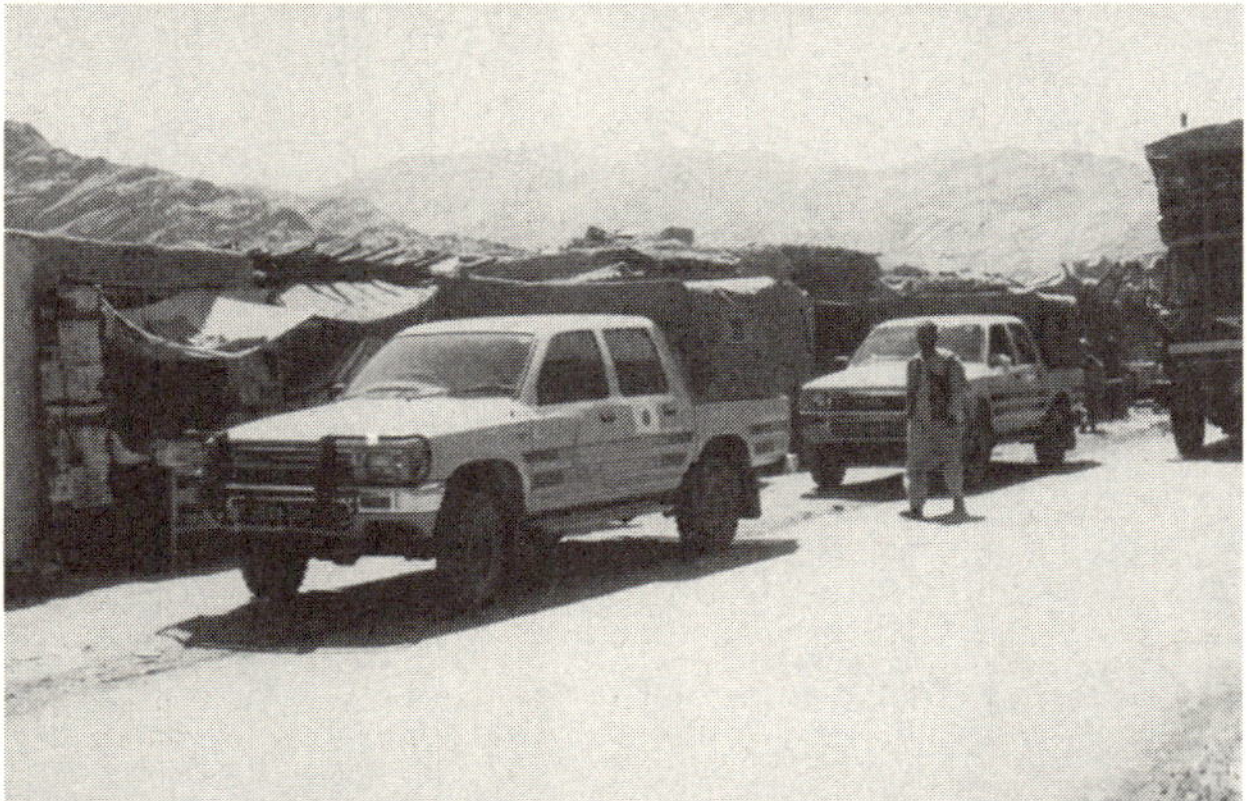

難民キャンプで診療する中村医師（上）と、
トルハム（アフガン国境）のバザールを行くＪＡＭＳの車（下）。

された。一九九一年一月、湾岸戦争が勃発するや、欧米人の姿はペシャワールから忽《こつ》然《ぜん》と消えた。同年二月から三月にかけて、最大の現地NGOであったスウェーデン難民委員会の主要メンバーが爆殺され、UNHCR（国連難民高等弁務官事務所）にも爆弾がなげこまれた。

国連機関のプロジェクトも次つぎに閉鎖されつつあった。ユニセフ（国連児童基金）のペシャワール事務所、UNHCRのみならず、UNILOG（国連輸送部）、UNOCA（国連アフガニスタン救援委員会）などの大規模プロジェクトも、一九九二年までにのきなみひきあげ予定と伝えられた。

追いつめられた時にこそ、ふだんは見えない実態が明らかになる。国際組織たるものがほこり高いUN（国連）のマークをあわてて消すなど、笑えぬこともあった。「アジア系の人を残留部隊にして」自分たちが我先に逃げる計画も普通であった。その狼狽《ろうばい》ぶりは皆を落胆させた。「イスラム教徒のメンタリティを疑う」人びとが、あっさりと現地を見捨てて去っていく。格調高いヒューマニズムも、援助哲学も、美しい業績報告とともに、ついにガラスの陳列棚からおどりでることはなかった。心ある人びとは沈黙していた。

あれほど巨費と労力を投入した「難民帰還・アフガニスタン復興」の鳴物入りのさ

わぎはここに分解した。我われはもはや批判する気にさえなれなかった。それどころではなかった。ＪＡＭＳは戦争中も、何事もなかったかのように診療活動をつづけていたからである。ほとんどの難民診療機関が閉鎖したので、ＪＡＭＳの診療所に病人がおしかけ、多忙をきわめていたのである。

平和を力へ ——ダラエ・ヌール診療所

国境ごえ

ペシャワールは三カ月ぶりの雨であった。ミタイ峠にさしかかるころから冷たい雨はみぞれとなり、さらに雪となった。雪は容赦なく顔に吹きつけ、我われ一行はまるで雪だるまの群が歩いているようだった。しかし、ほこりっぽいペシャワールの空気に閉口していた一行には、心洗われるような純白のまぶしさが新鮮であった。

ペシャワールから乗合ジープで四時間、さらに麓《ふもと》から約三時間登ると、この峠の頂《いただき》に標識がある。登山路のケルンのような質素なものだ。スタッフの一人が、「デュランだ！」とさけぶ。

「デュラン」とは「デュランド・ライン」の現地なまりで、パキスタンとアフガニスタンの国境線をさす。我われはすでにアフガニスタン側にはいっていた。降りしきる

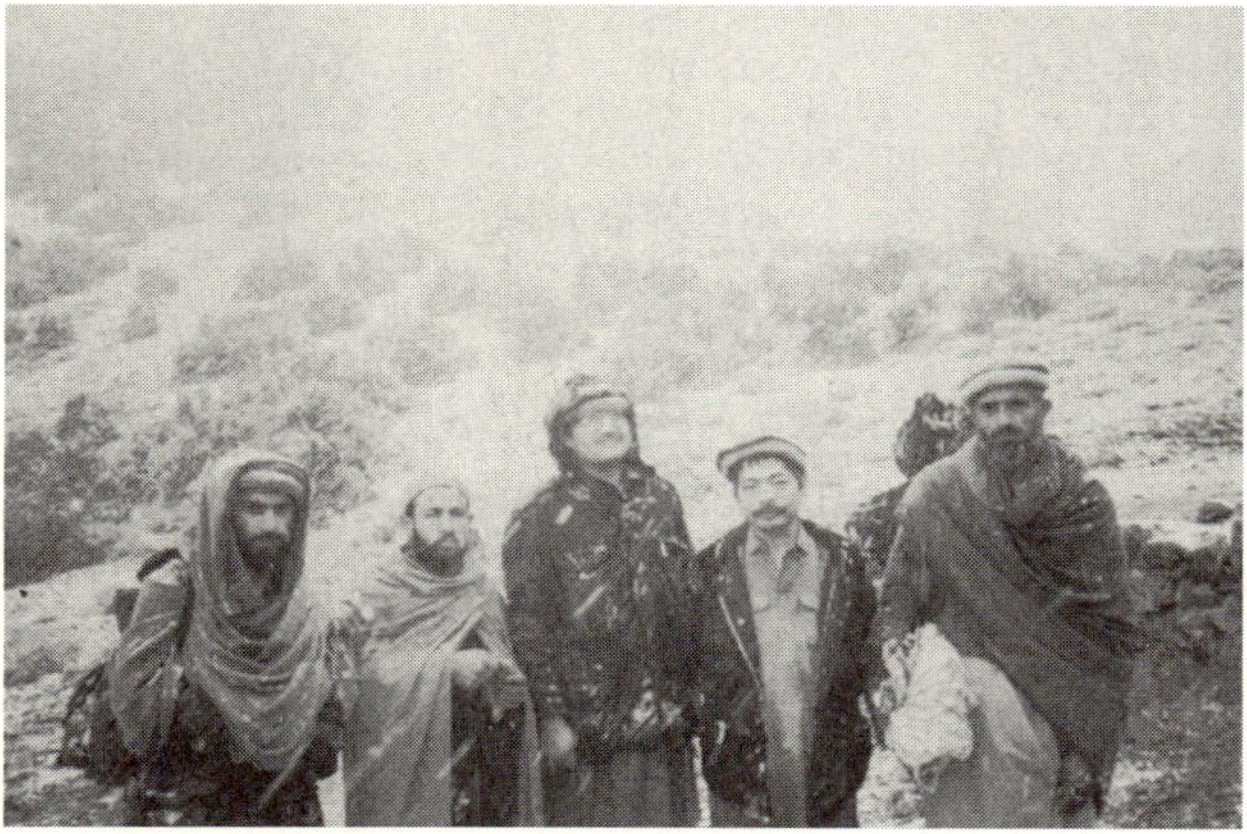

ミタイ峠頂（国境線＝デュランド・ライン）。徒歩でクナールにはいる。

雪の中、ＪＡＭＳのスタッフたちの顔が白雪でいっそう輝いて見えた。

一九九一年一一月二六日、私は四人のＪＡＭＳのスタッフをともなって、早朝ペシャワールをあとにした。我われの任務は診療所開設予定地の最後の状況調査と計画の最終決定にあった。モハマンド自治区から標高二五〇〇メートルのミタイ峠の麓にいたり、徒歩でアフガニスタンのクナールにはいろうとしていた。おりあしくゲリラ組織同士の戦闘で道路網が遮断され、車両による輸送が困難になっていたからである。

アフガニスタン国内診療所開設計画もこのためにおおはばに遅延していた。だが、三年間このためにひたすら切磋《せっさ》琢磨《たくま》してきたアフガン人チームを鼓舞するためにも、私は断固たる最終決定をせまられていたのである。

これまでのべたように、アフガニスタン国内診療所の開設は、一九八八年八月より慎重に計画され、一九八九年一月一日に診療員養成コースを開設、開設予定地から直接人材を抜擢《ばってき》して訓練をほどこし、混乱する情勢の沈静するのを待ってきた。一九九〇年一一月に北部国境のテメルガールに支部を開設して、交代制の人員配置を組織化して経験と現地情報を蓄積し、アフガニスタン国内診療所開設の備えをしてきた。

一九九一年になって内乱が下火となり、相対的な政治的安定のきざしを見るや、本格的な準備段階にはいった。国内診療所第一号の開設予定地をクナール河の支脈、ダラエ・ヌール渓谷の下流に定め、開設時期は一二月一日としていた。八月と九月に二隊が偵察をかねてフィールド診療を行った。

この目標地域はクナール河沿いの渓谷で、ペシャワールから見るとちょうどスレイマン山脈をはさむ西側にあたる。我われがこのあたりを標的に選んだ理由のひとつは、ペシャワールで登録されるアフガン人らい患者の約半数以上がクナール河沿いの住民であることであった。

しかもその約七〇—八〇パーセントは「ダラエ・ピーチ」という北西部の盆地に集

クナール地方概念図

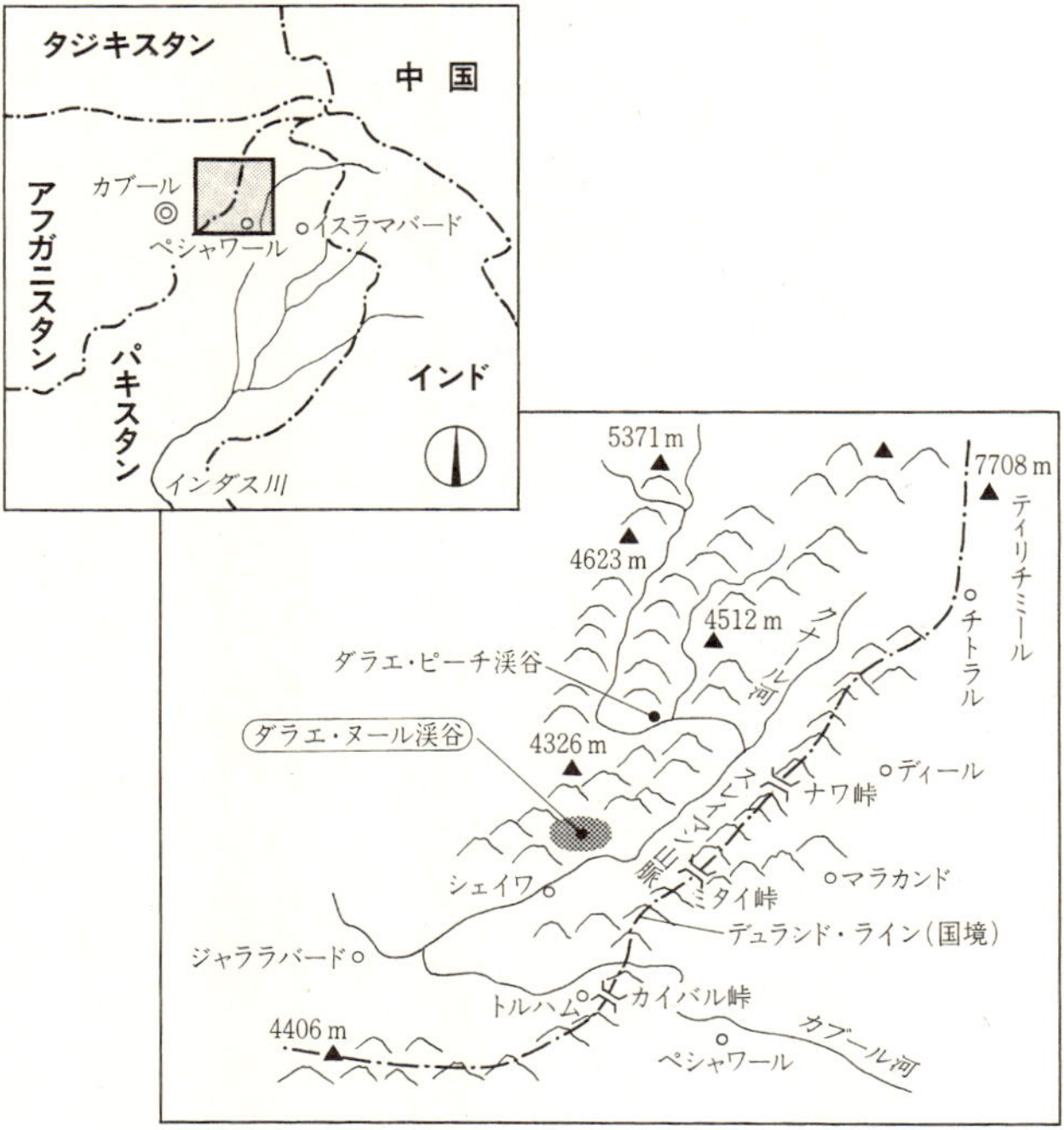
タジキスタン
中国
アフガニスタン
カブール
ペシャワール
イスラマバード
パキスタン
インド
インダス川
5371 m
7708 m
ティリチミール
4623 m
4512 m
チトラル
クナール河
ダラエ・ピーチ渓谷
ダラエ・ヌール渓谷
4326 m
ディール
ナワ峠
スレイマン山脈
シェイワ
マラカンド
ミタイ峠
デュランド・ライン（国境）
ジャララバード
トルハム
カイバル峠
4406 m
カブール河
ペシャワール

中している。らい根絶計画における一大標的地である。だが、ダラエ・ピーチはアラブ系の一勢力が根をはっており、大金と軍事組織で独立状態を保ち、堅固な要塞《ようさい》さえきずいている。当面の接近は不可能であった。

そこで、南部の山脈（クンド山系）をへだてて隣接するダラエ・ヌール渓谷に拠点を定め、年余をかけて同渓谷のモデル診療態勢をきずき、情勢の鎮静《ちんせい》するのを待とうというわけである。その間にダラエ・ピーチの住民は三々五々峠をこえて来ることが当然予想されるから、情報はおのずと集まる。政治勢力が自壊すれば、いっきにダラエ・ピーチに進出することができるし、混乱がつづいた場合でも、ダラエ・ヌール側でケアすることは可能である。

もうひとつの理由は、ダラエ・ヌール渓谷上流は、いわゆるパシャイー族というヌーリスタンの一部族がしめ、ほぼ完全な自治体制を戦争中も守りつづけ、複雑な政争にまきこまれる可能性は少ない。また地理的にも、ペシャワールからジープで約一〇時間、徒歩の山ごえで二日という、当面の輸送に比較的困難が少ない安定地域だったのである。

だが予想を裏切る政治的混乱で連絡がとだえていた。第三次の斥候《せっこう》隊がもどってき

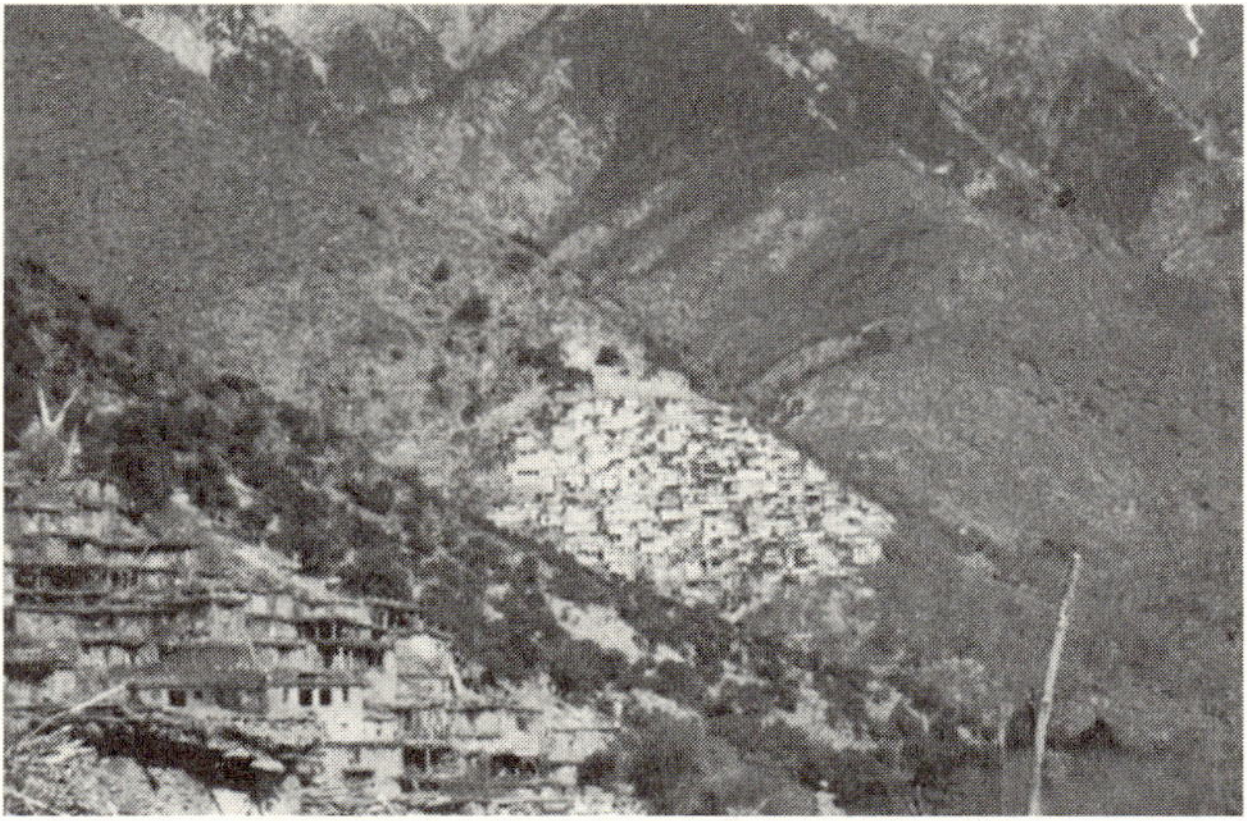

ダラエ・ヌール上流の山岳地帯の村。

た一〇月から、政治党派の抗争がさらにはげしくなり、カイバル峠にかわる主要交通路、ナワ峠がとざされて一カ月が過ぎようとしていた。ＪＡＭＳはつねに慎重論を優先して無用な冒険は極力回避してきたものの、現地住民にたいして裏切りととられることはさけねばならない。延期論と開設論と意見がわかれたが、私の持論は「すでにサイは投げられている。小規模な活動を予定どおり実施し、情報を集めながら無理なく拡大、数十年かけるつもりで現地に根を生やせ」というものだった。

しかし、開設のための下調査では、渓谷の人口や内戦による被害状況の把握が正確でなく、漠然とした印象で語られることが多かった。実際に計画立案となれば、活動規模を決定するためにも、財政支援をたのむ日本側を納得させるためにも、より確かな目で現地調査をせねばならない。そこで私自らが開設地域の踏査を行い、最終決定を下すことになったのである。

ＪＡＭＳのリーダーのシャワリ医師は過度に私の身を案じていた。

「今、ナカムラ先生に何かあるとＪＡＭＳ自体がつぶれます。らいセンターの患者にも、日本の友人たちにも申しわけがたちません」

「バカをいうな。今がタイミングだというのはわかりきっているではないか。おれたちは失業対策で六〇人のスタッフを養ってるのではない。立案をいいかげんにすると来年度のメドが立たない。いや、事業などはどうでもよい。今ここで彼らに必要なことをだれがするのか。第一、たかが党派のこぜりあいでＪＡＭＳが延期に延期を重ねれば、住民は我われを国連の同族と見なし、笑いものになる」

実際、国連や援助団体の撤退につぐ撤退で、地元住民の間に外国不信のムードが拡大していた。さほど危険がなければ、まずは地元住民の信頼を得ることが大切であると判断した。それに三年にわたる地元住民との接触や調査で、決して無謀なアフガニスタン行きとは思えなかった。

峠は下りとなった。アフガニスタン側から幾隊もの武装ゲリラが登ってくる。舞い降りる小雪の中、自らも山賊のようないでたちの我われは、ライフル銃や弾薬を背負う一行とすれちがいながら、「スタレイ・マシェ（おつかれさま）」とあいさつを交わしながら下りに向かう。

JAMSの一行もまた、かつては郷土を防衛するゲリラであった。一九八八年にソ連軍が撤退するまで、彼らも武器弾薬をかついでこの道を往来していたものである。だが、今や立場が変わっていた。郷土を守るために銃をとった彼らは、今また同じ目的で銃を捨てた。しかし、武器を医療に、弾薬を薬品に代え、戦乱であれた村を再生するムジャヘディン（戦士）であることにいささかの変わりもなかった。

クナール渡河《とか》

峠をこえた我われは一一月二六日夕刻、クナール河畔に到着、日没寸前に渡河した。クナール河は、東部ヒンズークッシュ山脈渓谷の氷雪からとけでる水を集め、カブール河に合流する。はばは広い所で五〇〇メートルもある大きな河である。とうとう流れるクナール河の諸渓谷はあわせて四国以上の面積があり、川沿いに沃野《よくや》を提供する。

両岸のせまる場所がいくつかあり、渡しが往来する。水牛の中身をくりぬいた皮を浮袋にし、これをいくつかならべて板ぎれを乗せた筏で、四メートル四方くらいはある。船頭は川底の岩を要領よくおして急流をななめに進み、向こう岸にたどり着く。まん中に女子どもを乗せ、我われ男どもは端におかれる。手足をくられた牛の原形を留める浮袋が、ひょうきんに波間をせわしく揺れる。下流を見ると、広大な谷間に燃えるような夕日がしずみかけ、川面《かわも》は一面に黄金色にさざめき輝く。日暮れの寒風でチャダルに身をくるむ人びとの姿が、影絵のように無言でうごめく。美しい自然の情景に皆しばしつかれを忘れる。

対岸のヌールガルの宿場に着いた時には、日はとっぷりと暮れていた。

宿場といっても、小さなチャイハナ（茶店）と、せいぜい二〇名泊まれる粗末な宿があるだけである。ちょうど、川下のジャララバード方面から来たゲリラの一部隊と宿をともにした。長らく政府軍の要衝《ようしょう》として堅牢をほこったジャララバードは、すでに陥落したばかりだった。彼らの話から、市内ではそうとうの激戦があり、激高した占領部隊の報復で、多数（おそらく数千名）の犠牲が出たことが想像された。

しかし、翌年一月の米ロの武器供与停止は確実なものと見られていたから、反政府勢力の同市制圧はペシャワール―ジャララバード間の交通を再開し、カイバル峠は当然開くだろう、我われの活動が今より容易になる時期は遠くない、と一同は明るい気分をとりもどした。歩きづめだった我われは、食事をとると泥のように眠りに落ちた。

戦火の果て

一一月二七日、我われ一行は目標のダラエ・ヌール渓谷の入り口に到着した。未明に宿を出てから、相乗りのジープで三時間、クナール河沿いのあれはてた道路を行く。かつては肥沃な盆地が川沿いに広がっていたことを想像させるが、水路は破壊されて枯渇し、漠々たる荒野と見違《みたが》う耕地と村落の残骸がいたるところに広がっている。瓦《が》礫《れき》の山と化した部落の跡が痛ましい。一九八八年以来つづいた「復興援助」の鳴り物入りのさわぎは完全に停止していた。

クナール渓谷全体には政治党派が乱立し、めいめいの思惑《おもわく》で動いていた。食料にさえこと欠く住民自身は、いやでもこの色分けに区分されて生きのびねばならなかったが、本音は面従腹背で、「今はやむを得ない」というのが真情であった。政治抗争に部族対立がからみ、近隣諸国と大国の干渉があり、政情は複雑をきわめていた。

渓谷出身のムーサーは、見慣れた光景とはいえ、なつかしさと怒りをかくせなかった。肉親の多くを殺され、彼もまた一ゲリラ隊を率いて郷土を守って果敢に戦った。

ソ連軍の撤退した現在、なぜ内戦がつづくのか、なぜ我われをそっとしておかないのか。彼はこの混乱の元凶たる何ものかにたいして、戦争時以上の闘争心と情熱をたぎらせていた。だが、今それは診療所建設の意欲として具体的な目標をあたえられようとしていた。

アバタのような砲弾の痕《あと》であれた道路を、クナール河沿いに走る。大きな弾痕をさけるためサインカーブを描いてジープが行く。「アフガニスタン復興支援」の国際救援活動は、道路舗装ひとつ満足に実施し得なかった。実際にはドイツとスウェーデン系の難民救援団体が巨額を費やしたにもかかわらず、その金はいずこかに消え、現地は放置されたに等しかった。しょせん、ゆきずりの外国人にとっては紙上の業績が重要だったにすぎない。

ここから約二時間の道程で、ダラエ・ヌール渓谷の入り口、シェイワに着く。このシェイワからさらに二〇キロメートル下ればかつての政府軍要衝《ようしょう》都市、ジャララバードがある。シェイワ南方、ダラエ・ヌール渓谷から見ると、河をはさんで真向かいに小高い山があり、依然として砲台がこの道路をにらんでいた。この年二月の予備調査におとずれた際、砲弾を我われに見舞った地点である。

小規模なこぜりあい以上の戦闘はなく、クナール河沿いの盆地は全体的に相対的な

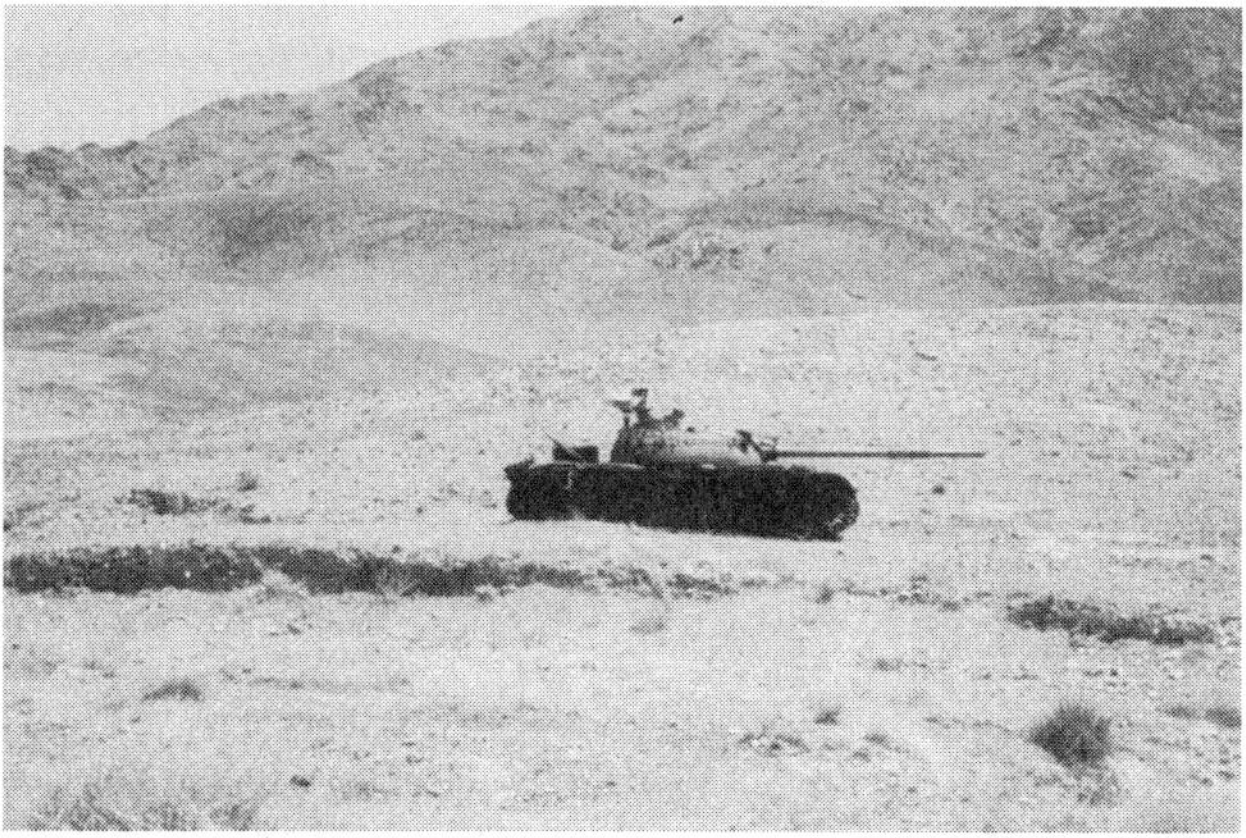

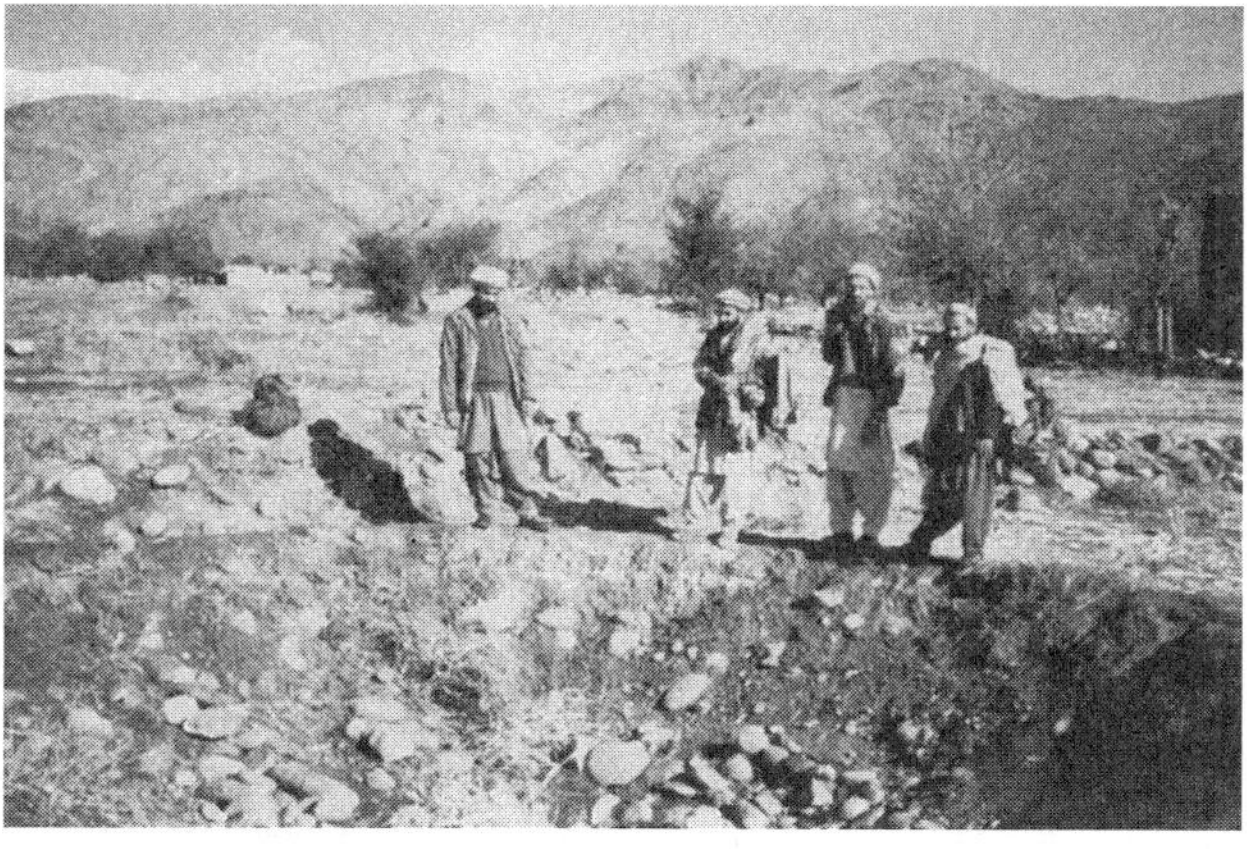

壊された政府軍の戦車（上）と、村のいたるところにあるロケット弾のあと（下）。

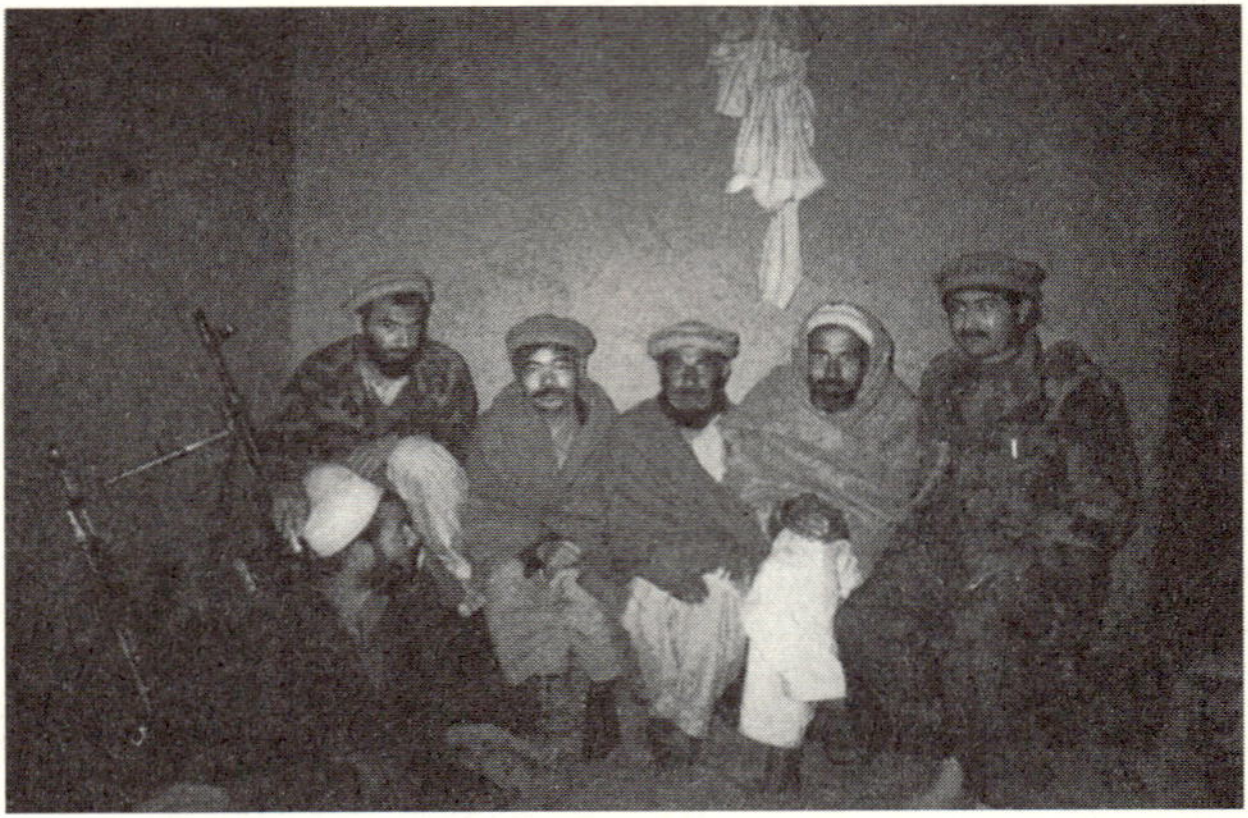

ダラエ・ヌールの民家に泊るＪＡＭＳスタッフたち。

安定状態にはいっていた。さらに一歩ダラエ・ヌール渓谷にはいれば、住民はほとんど独立した自治状態にあり、政治的影響を強くは受けていなかった。とくにダラエ・ヌール渓谷内部は完全にそうである。渓谷下流はパシュトゥン族がしめ、推定人口四万人の約半数が難民化してパキスタン側の国境バジョウル難民キャンプに移っている。上流の少数民族であるヌーリスタン族のほとんどは戦争中も難民化せず、山奥の自給自足生活にたえている。

すでに渓谷では戦争中からＪＡＭＳの下工作が行われており、各村に協力的な者が多数いて、我われの調査に快く協力してくれた。一週間の平和な山歩きは快適で、おおよその実情は調べることができた。

渓谷の地勢と民族

ダラエ・ヌール渓谷は三〇〇〇から四〇〇〇メートルの屋根（最高峰クンドゥ四五二六メートル）に囲まれる地域である。日本の「郡」ほどの広さがある。その北部山岳地帯はヌーリスタン族の居住地であり、渓谷上流にその一部の部族が住み、南部方言のパシャイーを母語とする。同渓谷のパシャイー族の推定人口は約三万から四万人、けわしい山の斜面に集落をなして住み、ほとんどは半農半牧で、せまい耕地に小麦を作って自給自足している。渓谷上流になるほど耕地もせまく、一見してその生活はきびしい。

主食は下流のパシュトゥンと同様、小麦粉を焼いたナーン、パニェール（チーズ）、豆類で、鶏や肉類は客人や祝事の時のみ食べる。絶対的なカロリー不足で、乳幼児にはマラスムス（栄養失調の一型）がきわめて多い。

現金収入源は、ヤギや羊、乾燥果物などとともに、未精製の麻薬（ケシ）があったが、多くの村ではケシ栽培廃止をジルガ（長老会議）で決定しており、ケシ栽培は減少している。土地所有は自作がほとんどであるが、かつてはクナールのハーン（パシュトゥンの領主）に属するものもあったらしい。

ヌーリスタンはかつてカフィリスタン(異教徒の国)とよばれ、ここ一〇〇年ほどでイスラム化した所である。数百年は変わらぬ伝統社会を守っており、下流のパシュトゥン部族以上にパシュトゥンらしい習慣を残している。

すなわち、男性優位の社会、家族間の敵対と復讐法、男女隔離、客人のもてなし、ジルガによる自治制などである。男性はほとんどがパシュトゥ語をも解し、服装もパシュトゥンと大差ないが、女性は古来の伝統衣装を身にまとっている。

農耕は女性の労働、牧畜は男性の労働で、いちおうの分業がある。家族にもよるが、女性の労働は一般に苛酷であり、少女期より農耕のやり方を教えられ、適齢期になると買いとられる。しかし、パシュトゥンと異なって比較的開放的で、顔をおおうことはない。

しばしば発生するのは「ザル・ザン・ザミーン(金・女・土地)」にかんする事件で、これが「ドシュマン(敵)」を作る原因となることが多い。ことに女をとられることを恐れる男たちは監視の目をゆるめず、家を長期にあけることができないこともあるという。

戦争による影響と農村の分解過程

一九七九年一二月のソ連軍侵攻直後から、クナールは「封建制の温床」とされて徹

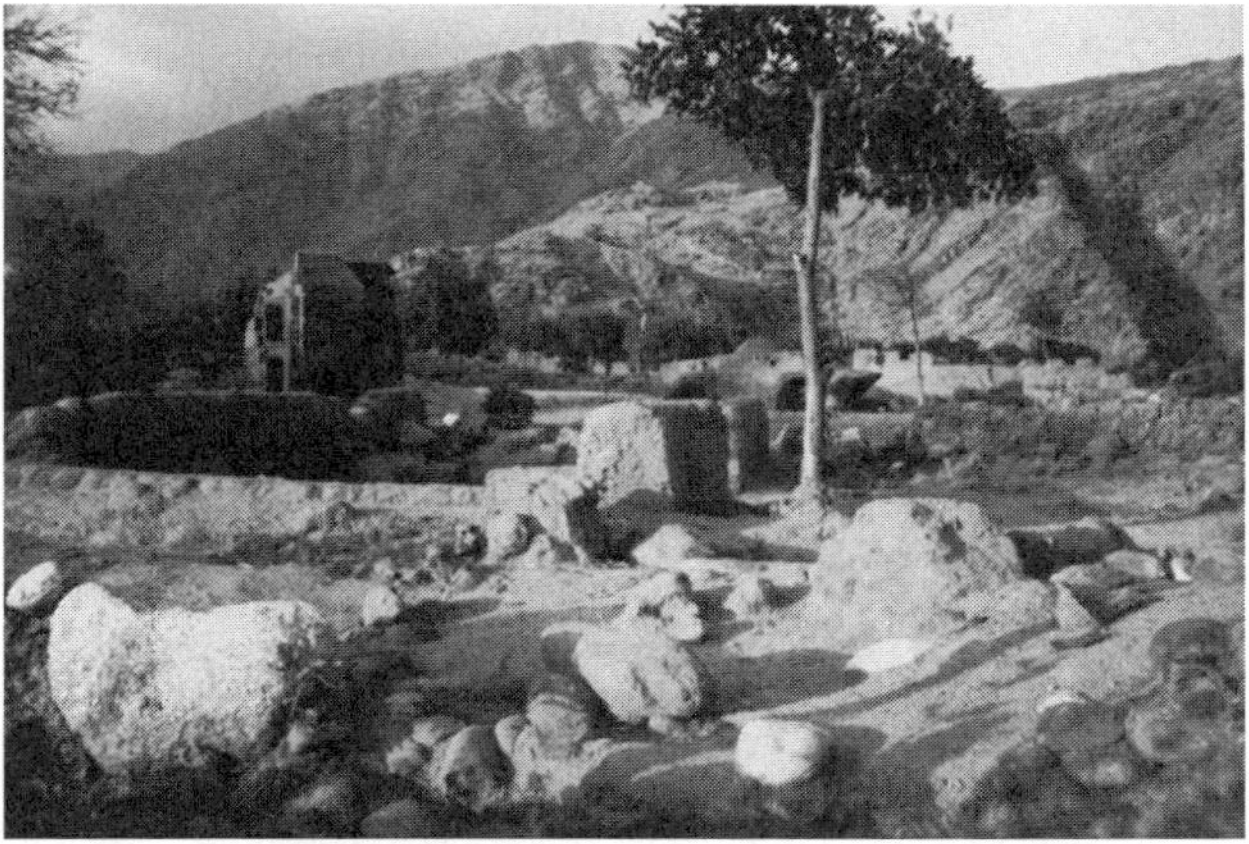

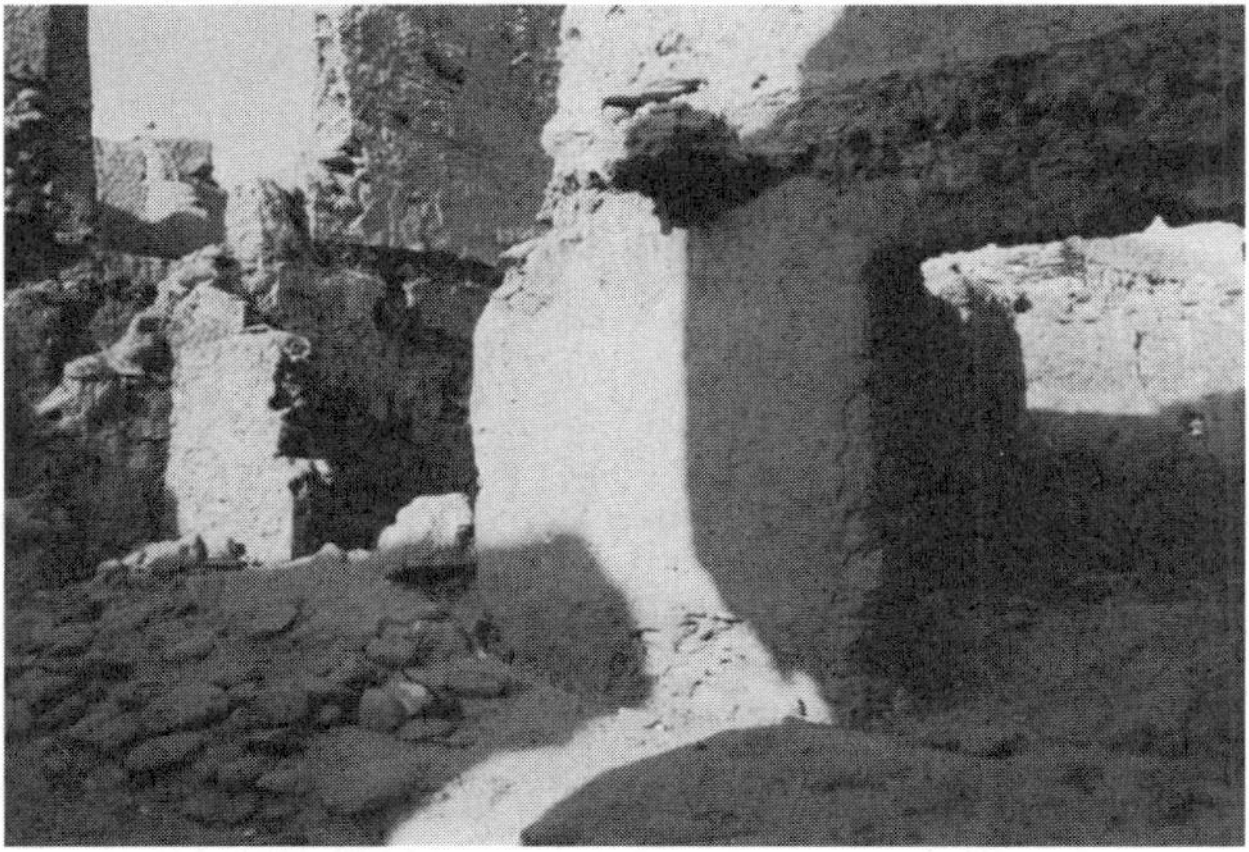

破壊されたソ連軍戦車（上）と、爆撃で破壊された村落（下）。
ともにダラエ・ヌールで。

底的な攻撃を受けた。ソ連軍の撤退する一九八九年まで、クナールとその周辺の渓谷はソ連＝カブール政権の支配下におかれていた。その結果、農民たちは戦火をのがれてパキスタン側の国境地帯の難民となった。その数はクナール盆地全体で五〇万人以上といわれる。

ダラエ・ヌール渓谷でも、当然はげしい内戦が展開されたが、軍の攻撃は渓谷下流域のパシュトゥン部族民に集中し、少数民族のヌーリスタン部族はおおむね戦火をまぬがれた。これは政治的に重要性がうすかったためと、険峻《けんしゅん》な山岳地帯は占領維持が困難であるためで、事実、地区のゲリラ部隊はこの山岳地帯を根城にして頑強な抵抗をつづけていた。ＪＡＭＳの渓谷出身者もその仲間であった。

このため下流域では破壊がはなはだしく、ほとんど廃村にちかい村もある。難民としてパキスタン側に逃れたものは約二万人以上と推定される。ソ連＝政府軍の去った現在、農民たちは三々五々帰郷しはじめてはいたが、今度はイスラム諸党の内部抗争や医療への不安などから、難民キャンプ生活をすぐには捨てきれないのが実情だった。

また、ペシャワールなど大都市への出稼ぎの困難なこと、長い難民生活の間に若い世代が現金生活に慣れて農業に復帰できないこともあろう。さらに、戦火の残したもうひとつの目に見えぬ爪痕《つめあと》は、肉親の間に敵対関係を多く生み出したことである。

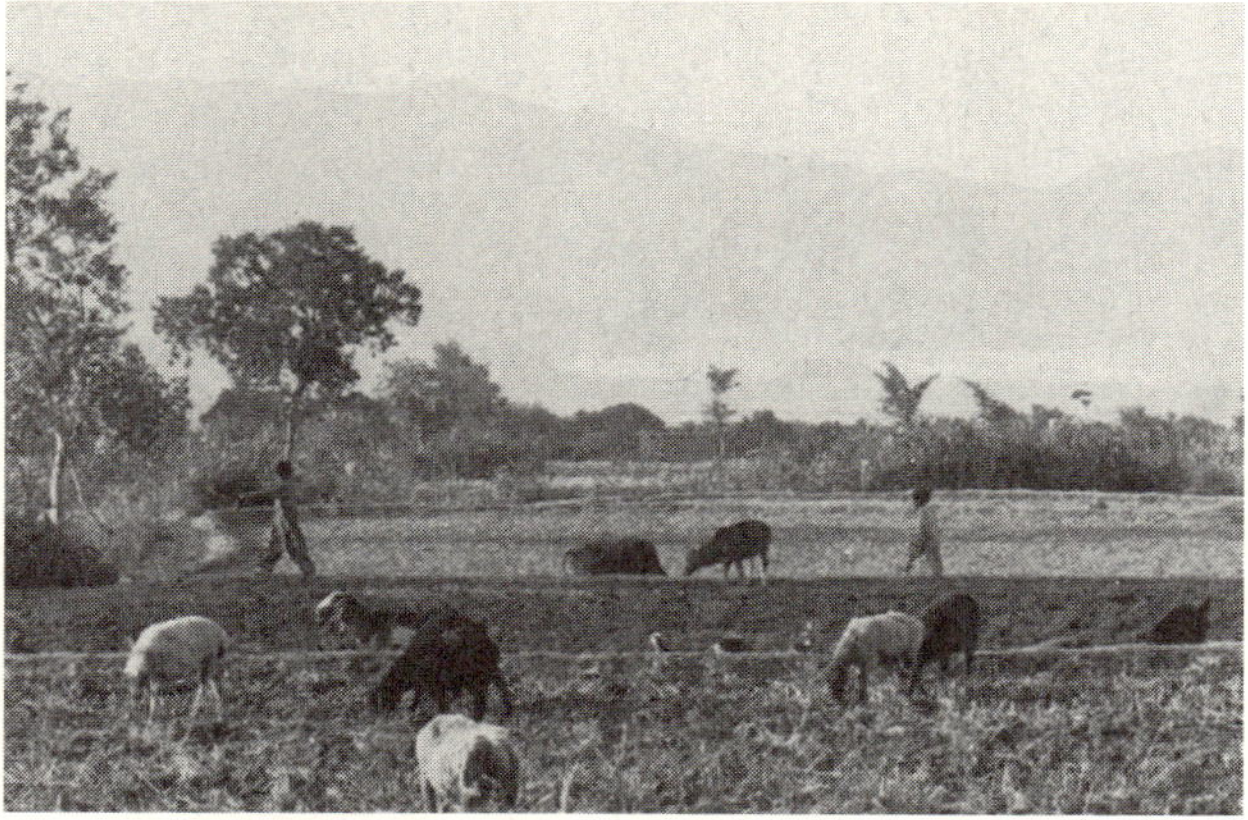

帰還難民による耕作がはじまったダラエ・ヌール付近。★

「政府軍協力者」という烙印《らくいん》をおされた家族が帰郷するのは不可能である。

それでも、ごく一部ではあるがほとんど独力で耕作ははじめられていた。この渓谷にかんするかぎり、さいわい地雷の埋設はない。パシュトゥンもヌーリスタン族も、渓谷の住民はいずれの党派からも自由であり、昔ながらの自治をたくみに守っていた。伝統的なジルガによる統制が弱まってはいたが、地元ゲリラ指導層が地域の防衛と秩序維持にあたっていた。

深夜のPKO論議

一二月四日、いちおうの調査を終えた一行は、ふたたび山ごえを覚悟していた。

ところが渓谷入り口の村にたどり着いた我われは、意外にもナワ峠開通の報に接して小躍《こおど》りした。党派間の戦闘がおさまり、カブールからのミニバスやジープが朝からぞくぞくと通っているという。乗合で明日の午後にはペシャワールに帰れる。その日が最後のダラエ・ヌールの夜となった。

電気もない夜の楽しみは、時には旅する客をまじえて食事し、歓談することである。時局がら、どうしても昔の仲間のことや戦争中のことが話題になる。

ＪＡＭＳスタッフのムーサーがいった。

「戦争とはいえ、おれもずいぶん人を殺しました。たしかに彼らは我われの『イスラム』をけがす敵でした。だが今思い返せば……」

彼にしてはみょうにしんみりしていたので、少し驚いた。

「今思い返すと、みょうな気がするのです。私はアフガン人です。そして私が殺したのもアフガン人でした」

「何がいいたいんだ。おまえの『イスラムの大義』はどうなったんだ」

「それですよ。私はイスラム教徒だ。それは死んでも変えようとは思わない。せっかく仲良く暮らしていたのに……。そりゃ、他人の信心や生活をとやかく干渉してこわすやつらはいつでも殺《や》りますぜ。しかしこのごろいつも思うのは、殺されたやつらも、家に帰りゃ、ガキも女房もいるただのお父つぁんだってことですよ……」

あまりしんみりしていたので私もほかのスタッフたちもだまって聞いていた。

「おれたちはもうつかれました。仲間同士で殺し合うのはまっぴらだ。ドクター、だれがこうさせたんですか。おれたちは悪い夢を見ていたんだ。ルース（ロシア）もアングレーズ（英米）もおれはきらいだ。他人の仲を平気でひきさいて、おかげでアフガニスタンはめちゃくちゃだ。パシュトゥンはパシュトゥンだ。おれたちは皆、平和にあこがれてるんですよ、日本のように……」

ちょうどその時、だれかがBBCのパシュトゥ語ニュースを聞こうとラジオのスイッチをひねった。まったくの迷惑な偶然だった。いきなり「JAPAN」ということばが飛びだしてきた。みんな耳をそばだてた。

「日本の国会は国連軍に軍隊を参加させることを決定し、兵士に発砲できる許可をあたえました。これにたいして韓国が強硬な反対声明を出し……」

そこに集まっていたJAMSのスタッフも皆、私を気にしてだまっていた。だれもコメントはしなかった。私は気まずい場を取りつくろうために大声でいった。

「ばかな！　こいつはアングレーズの陰謀だ。日本の国是は平和だ。国民が納得するものか。納得したとすれば、やつらはここアフガニスタンで、ペシャワールで、何がおきているかごぞんじないんだ。平和はメシのタネではないぞ。平和で食えなきゃ、アングレーズの仲間に落ちぶれて食ってゆくのか。それほど日本人はばかでもないし、くさっとらんぞ」

いくぶん興奮して独断的な誇張と希望が入りまじっていた。日本国民はほんとうは無知で、くさっているのかもしれなかった。だが、この場で私がＪＡＭＳの「Ｊ」を代表して背負っている以上、衝動的にそんなことばが口をついてでてきたのである。

逆にムーサーが静かにいった。

「あさってはパールハーバー五〇周年だとＢＢＣがいっていました。五〇年まえに日本軍が、ついでにワシントンまでぶっこわしてりゃよかったんだ。やつらは戦争の悲劇を骨身にしみて知らないんだ」

さらにだれかが薄暗いランプの向こうでつづけた。

「戦争は戦争だ。両方に責任があるんだ。ＢＢＣが日本ばかりを責めるニュースを流すのは筋ちがいでさ。ベトナムは、ヒロシマ・ナガサキは、どうだったんだ？　そして、我われの故郷アフガニスタンは？　さわぐだけさわぎやがって、ことがおさまりゃこのザマだ。いったいだれがこの責任をとるんだ」

「アフガニスタン復興計画だと？　平和維持活動だと？　ふん、笑わせらあ。あの地雷を見ましたか。どこに『地雷撤去計画』が進んでるんだ。今やってるのは宣伝だけじゃないか。やつらは広告ビラの塊《かたまり》だ。お客の新聞記者やら視察団が来なけりゃそのうちいなくなりますぜ。国連はだまっておれたちがモスクワに行く許可だけくれりゃいい。簡単なこった。地雷を作って埋めたルースのやつを連れてきてのけさせりゃいいんだ。やらなきゃ、自分でその上を歩いてもらうんだ。一〇〇万人のルースが死んでも、まだ借りは返せねえ。罪のない日本の兵隊さんが来ることたあねえんだ」

やりきれない議論だと思った。彼らが日本をかばうのは心情的な反英米感情からきているのは百も承知していた。この議論に終止符をうちたかった。

「よい戦争などひとつもない。強盗は強盗だ。だが一五〇年まえ、日本を脅迫してこの強盗の手口を教えたのはアングレーズとアメリカだ。危険を感じた日本にはそれしかなかったんだ」

「だがついに追いつめられたコソドロが、大泥棒にかみついた。しかし、大泥棒が勝った。そこで大泥棒が、今度はコソドロをつかまえて負け犬根性をうえつけたというわけだ。

それで日本人はかんたんに悪かった悪かったといっとるだけだ。バカな話じゃねえか。迷惑なのは戦場になった国の住民よ。大泥棒こそまっ先に謝まらんと話にならんよ。しかし、これはおれたちの仕事とは関係ねえ。

ただひとつ、知っててもむだでないことがある。戦争でこわすのは簡単だが、建設は時間も忍耐もいるってことだ。第一、なんでおれたちが今ここでこんな苦労をしているんだ？　戦争があったからだ。でも今は、戦争より診療所のことを考えたがよかろう。もう寝よう」

とんだところでPKO（国連平和維持活動）がとびだしたものである。二月の湾岸戦争の時と同様、その晩はわりきれぬ思いをいだきながら床《とこ》についた。戦《いくさ》で傷ついたスタッフたちの、「美しい平和な国」へのあこがれをこわしたくない私の配慮が、知りつつも誇張された独断に変わったことが悲しかった。私はまるでピエロのような演技で、なぜ日本をかばおうとしているのか。チャチな虚勢が空しかった。

小用に戸外に出ると、星くずが降るように満天をおおっていた。

アフガン人スタッフの闘志と苦悩

アフガニスタン問題が忘れ去られ、世界の関心が東欧の動乱とソ連解体に集中しているころ、ＪＡＭＳのチームははるかにまばゆいヒンズークッシュの大山塊《さんかい》をあおぎながら、アフガニスタン再建のための農村医療計画に血をたぎらせていた。

ジュネーブのデスクで、東京やロンドンの新聞社で、ペシャワールのサロンで、多くの者がアフガニスタンとその情勢を語り、天下国家を論評しては立ち消えていった。彼ら多くの者にとってはこの事件もまた、数ある国際的事件のひとつとしてニュース商品と論評の対象であったにすぎない。地元民はたくみに「アフガニスタン」を語るインテリや外国人たちのことばをもはや信じなかった。目の前でいかに明日の糧《かて》を求めるかのほうが重要だったからである。

ラジオや新聞は連日「アフガニスタンの安定」をかかげる政治的動きを伝えながら、この一三年間何ひとつおきなかった。おしよせた国際救援活動も、どれだけ有効に機能したのか。興味本位とまではいわないが、己れの方針であらしまわり、困難に出会えばさっさとひきあげる。戦争も平和もじつは等質なのだろうか。外国人や政治党派がイスラムについてとやかくいうのは気にくわぬが、背に腹はかえられない——大部分の人びとの声なき声を代弁すればこうなる。

実際我われは、真心のない野次馬的評論にあき、いらだちを覚えていた。いや正確にいえば、理由もなく暴行を受けた無力な者が、暗い怒りをどこに向けたらよいか分からずにさけびだす気持ちに似ていた。世界は巨大な虚構につつまれているように思えた。しかし、その実体が漠として分からず、ただ「ウソだ」と大声でさけびたかったのである。

このような中でこそ、現地医療活動は彼らにとっても、すがり得るひとつのなぐさめと希望であった。そしてあふれだすエネルギーの源でもあった。

国内診療活動の開始

一九九一年一一月から一二月の踏査で「計画に変更なし」の最終決定を行った我われは、当面の全勢力をこれに集中する覚悟を決めた。

一九九一年一二月中旬から、ただちに先発隊の医師一名・看護士二名・現地助手四名が渓谷に配置されて診療活動が開始された。ただ民家の軒先を借りる「移動診療」にちかいもので、中央部の診療所設置にいたらず、予想を上回る患者の殺到で手持ちの医薬品も二週間で底をついた。

検査部の到着もおくれていたどころか、石鹸や食器などの必要な日用品さえ欠乏しており、内部に留まったスタッフに、疲労の色が見えはじめていた。これは、輸送道路の通過が政治党派同士の再三の戦闘で不可能となったためで、派遣チームは孤立してしまった。

一九九二年二月三日、戦闘が下火となって輸送が可能になると、約二カ月を持ちこ

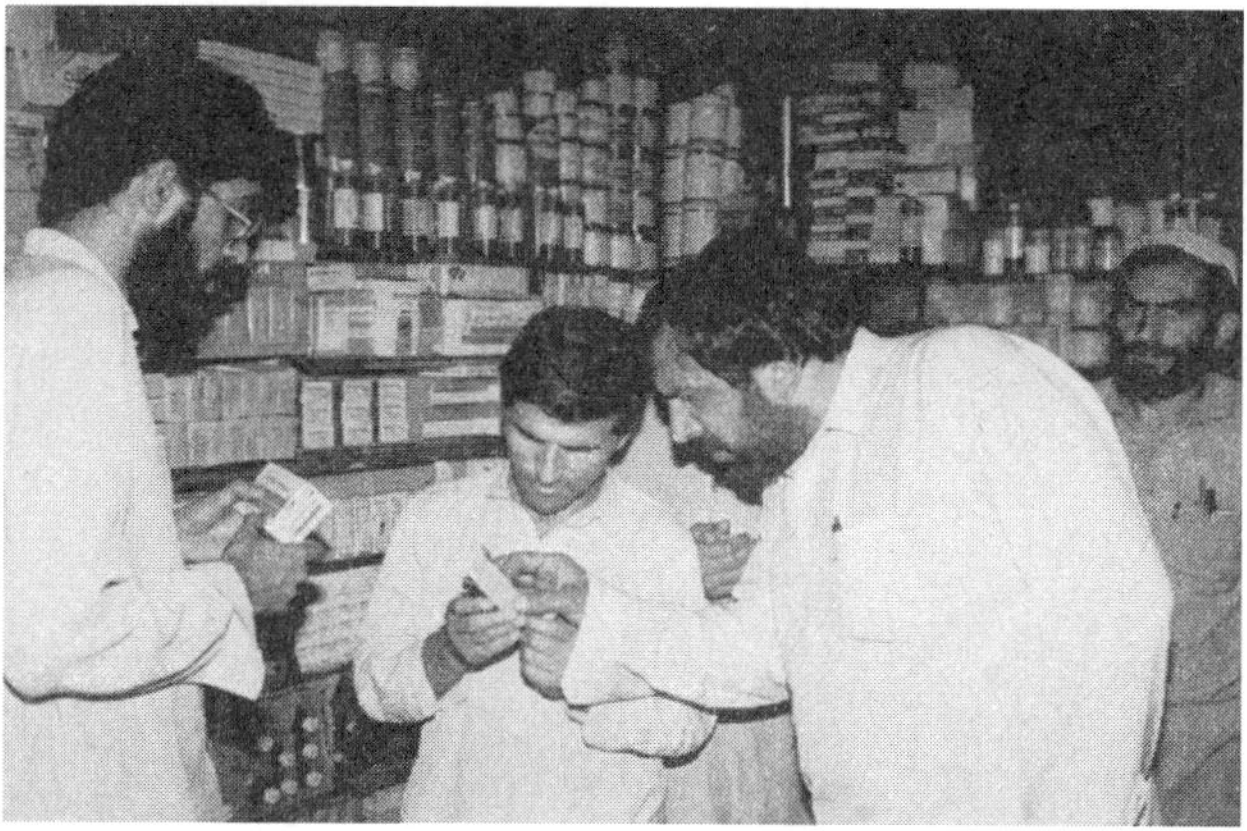

ダラエ・ヌール診療所の薬品室。★

たえられる分の多量の医薬品と検査道具、それに日用品を三台のジープに満載し、新たに四名のスタッフを投入した。私自ら乗りこんで指揮をとり、ダラエ・ヌール渓谷の中央部、カラシャイ村に安定した診療所設置を急ピッチで進めた。スタッフ一同は地元民と協力して、シャベルを手にまる四日間の突貫工事で民家を改造、いちおうのまともな診療が可能となった。

二月一三日、ペシャワールで六〇名のスタッフの交替《こうたい》配備態勢をすませたシャワリ医師が、うち本隊一二名を率いて、約一週間で発電設備、便所、最低限の排水・給水設備を完了して検査室を開き、ここに本格的な診療態勢が整ったのである。

アフガン人チームの困惑

ヒンズークッシュの山並みは、戦とあてのない難民生活とによる疲労感を洗い流す何物かを持っていた。この白い峰々の下で人びとは生まれ、生活し、そして死んでゆく。幾千年も変わらぬこの単調なたたずまいは、変化につかれた我われの心をすがすがしくする。だが、実際にこの「平和なたたずまい」にはいると、人里は意外にも外観からは察しがたい闘争と陰謀に満ち満ちているのである。

私が二度目の応援におとずれたあとの二月中旬、あれほど故国をあこがれたスタッフたちは、数名の現地出身者をのぞいて、不満にあふれていた。現地ではペルシア語やパシュトゥ語がしばしば通じず、人びとが排他的に見えた。また、都市生活に慣らされた者には、このパシャイー部族という、数世紀はおくれたコーヒスターニー（山の人）の生活が受け入れがたく野蛮に思えることである。旅人には心地よい光景も、そこに定着する人びとの生活の中に立ち入ると、たちまち豹変する。「よそ者」のスタッフたちにとっては、「国内診療所第一号」はまるで牢獄入りのような感覚でうけとられるにいたった。

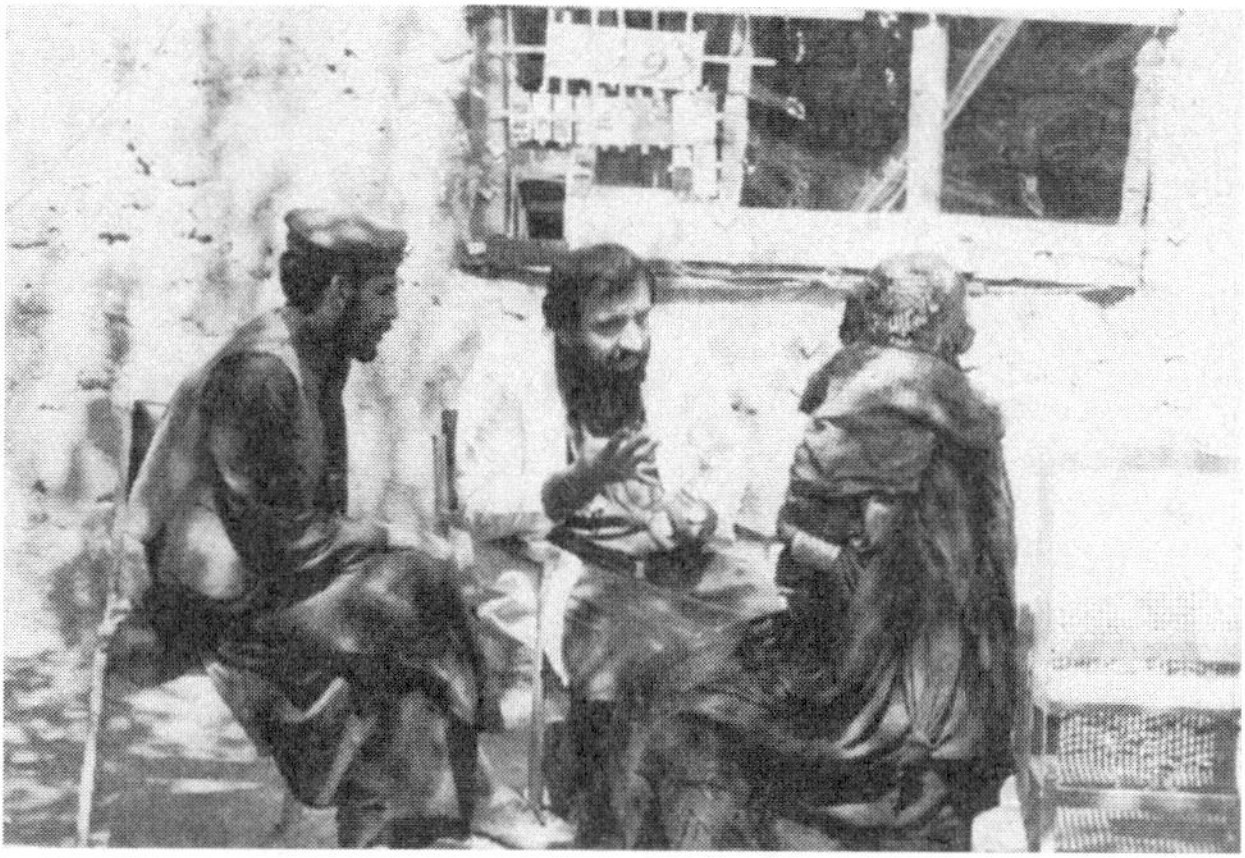

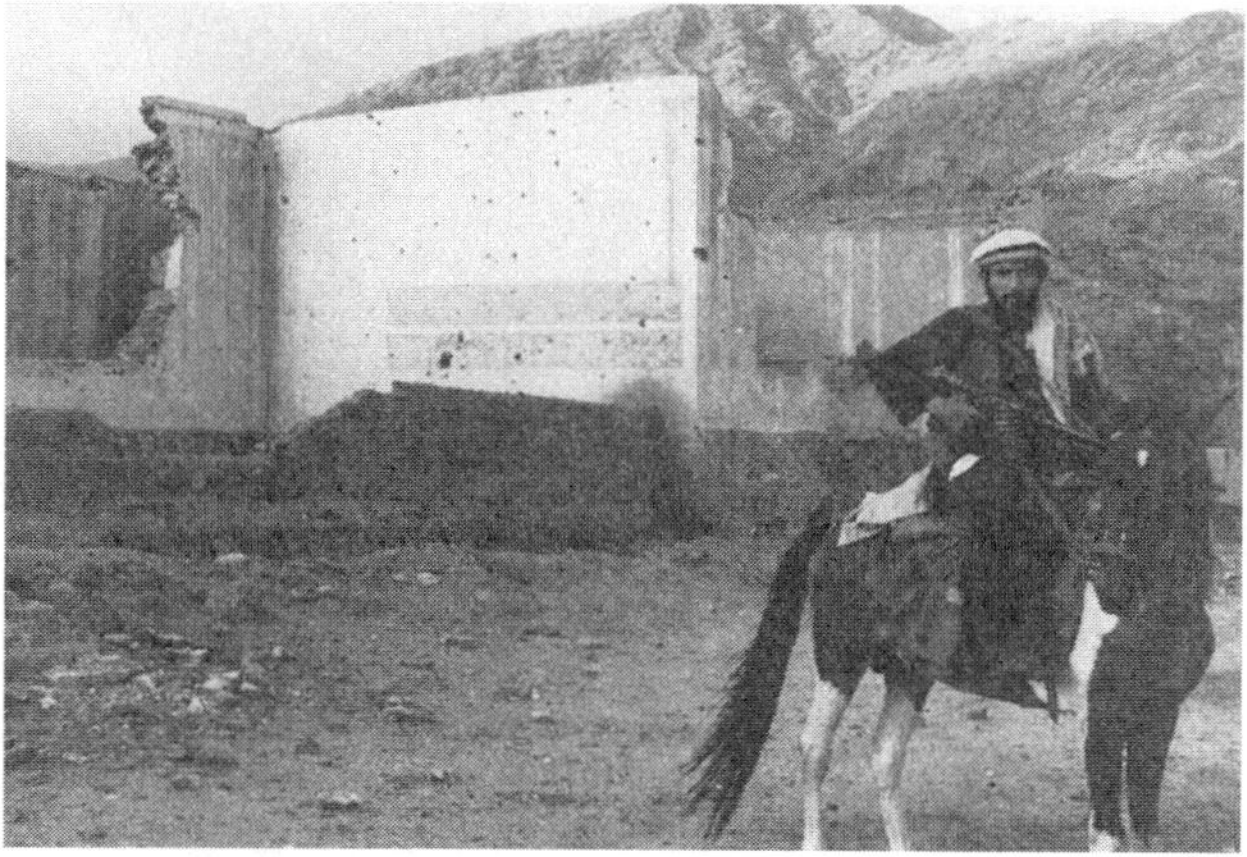

患者さんを診るドクター・シャワリ（ダラエ・ヌール診療所）（上）と、診療所下手をパトロールする住民（下）。

指揮者のシャワリ医師も「思わぬ野蛮さ」に困惑していた。実際、彼が連発するように、この状況下でこれほどエネルギーを投じて診療所を開設するのは「異例」なことであった。ほとんどすべての外国NGOはこの渓谷どころか、いたるところで規模縮小か活動を停止していた。気力と指導力に満ちた彼でも弱音をはかざるをえない状況ではあった。彼はこの二カ月間で憔悴《しょうすい》して見えた。

「ドクター、ここはアフガニスタンのほんの一部にすぎません。もっとよい場所はたくさんあります。スタッフたちが渓谷住民のパシャイー部族を恐れています」

つまり、膨大なエネルギーを費やしてとりついた一角が、「理想的な場所」ではないというわけである。私は言下にその意見を否定した。

「かまわん、続けよう。だれもがおしよせる所なら我われが行く必要はない。だれも行かないから、我われがゆくのだ。それに、スタッフ自身がアフガニスタンの住民に偏見を持つなら、この荒廃をもたらしたソ連や英米を非難する資格もない」

異例の活動であることは私自身、百も承知していた。しかし、この活動にこそ我われは過去四年間全精力をかたむけてきたのではなかったか。ここで士気を喪失させては全局面に影響が出る。それに、チーム自身も十分な能力を身につけてきたのである。私は不可能を説いているのではなかった。多少波乱はあっても予定どおりことを進め、部族・民族をこえた活動を展開してチームに自信を持たせると同時に、現地住民に我われの不退転の意思を示すことである。

「決死の覚悟」

しかし、たしかに弱音をはかざるをえない理由があまりに重なりすぎてはいた。まず複雑な政情である。下流域では、イスラム急進党とアラブ系勢力が軍事力を以てしのぎを削っていた。さらにその急進党自体が分裂して抗争し、その上に家族・氏族対立が重なる。渓谷住民の一部はこれにまきこまれ、診療所の活動に影響がおよぶ可能性があった。いかにこれを避けるか、苦心惨憺《さんたん》するのが実情である。

次に補給である。ペシャワールから北部のスレイマン山脈の峠をこえて物資を搬入するのは、地図の上で考えるほど容易ではない。数カ月もかけてパキスタン側で許可を得たあと、国境をこえれば通過地点毎に異なる支配党派の検問所で「通行税」を要求される。時には略奪される。また意に反して、徒歩の山ごえで運搬するには予想以上の多量の物資だった。もちろんこれは、日本側からの財政補給を前提にしたうえでの話である。やみくもな消耗戦にしないことも重要であった。

第三に、地元パシャイー部族への偏見である。三〇以上もの複合民族をかかえる部

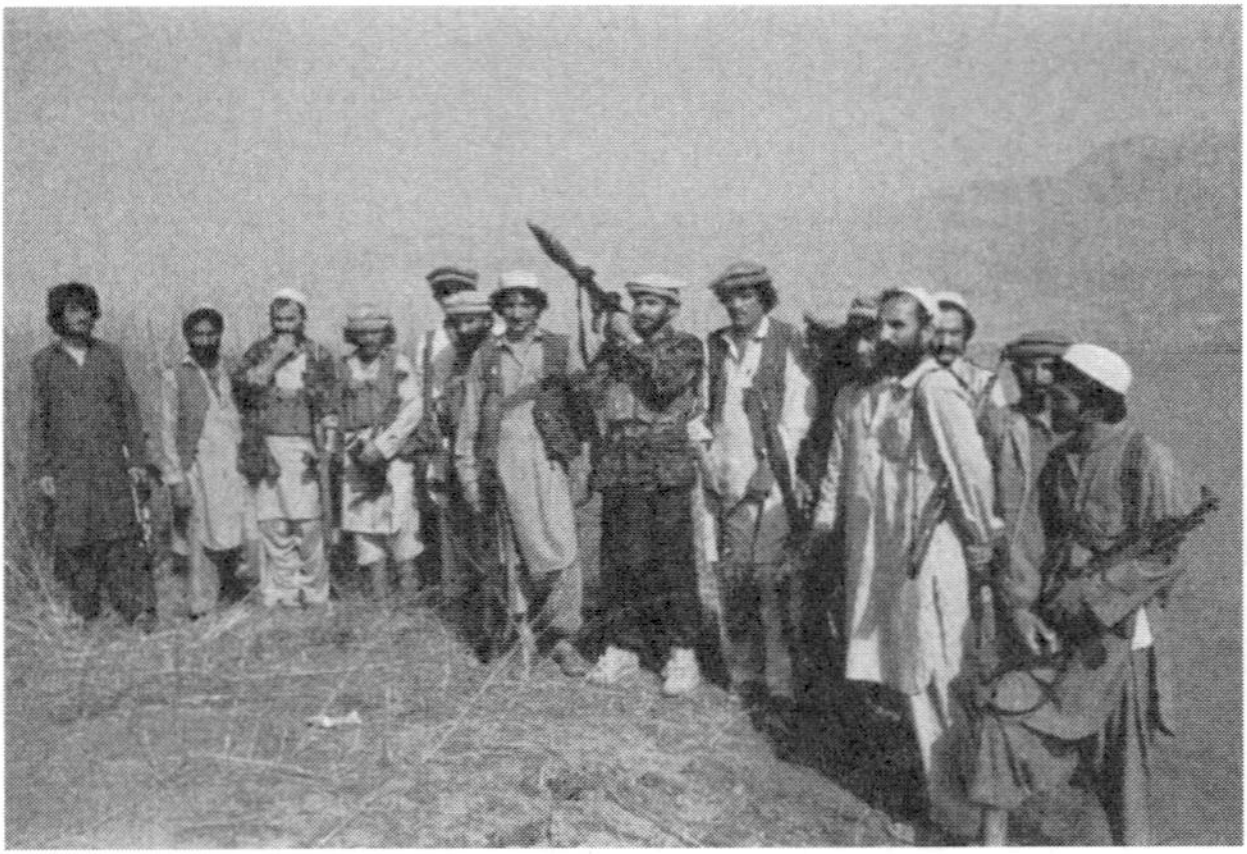
ＪＡＭＳ現地協力者たち（住民）。

族社会たるアフガニスタンの、最大の難問のひとつである。スタッフの多数がカブール出身者で、このパシャイーという山の民へのなじみのなさは、恐怖にちかいものがあったらしい。

一カ月の交代勤務が伝えられると、辞表を出すものが続出した。これにたいして当然、ダラエ・ヌール渓谷出身のスタッフは冷たい視線で応えた。これは医療活動の基本精神にふれる問題であるので、私とＪＡＭＳは強硬路線をとり、医師一三名中七名、検査技師九名中二名の辞表をあっさりと受理し、私の慰留を期待していた全スタッフに意外の感をあたえた。「寛容な日本の団体」がそこまでやるとはだれも思っていなかったのである。以後この種の不平は沈黙した。

これらの難問を、我われはひとつひとつがまん強く解決しなければならなかった。さらに加えて、まるごしで渓谷の中央地点に駐留すること自体が決意を必要とした。「まるごしの安全保障」がありうるか、興味ある問題だが、結論からいうと、現地では非武装がもっとも安価で強力な武器だということである。べつに日本にあてつけていっているのではない。金曜日の休みの気ばらしにライフルやピストルで射撃大会をする以外は、我われは診療所内での武器携行をいっさい禁止した。自分自身がまるごしであることを示した上、敵をおそれて武器をたずさえる者を説得、門衛にあずけさせてから中にはいる許可をあたえる。

これは時には発砲する以上の勇気を必要とする。だが実際は、人びとの信頼を背景にすれば案外可能なのである。無用な過剰防衛はさらに敵の過剰防衛を生み、はてしなく敵意・対立がエスカレートしてゆくさまは、この渓谷でもあらわに観察される。

このさ中で、アフガン人チームが「決死の覚悟」とのべても決して誇張ではなかった。これらの事情を外国人に伝えるのは難しいが、以上にのべた多くの困難を覚悟のうえで、私は「かまわずつづけろ」といったのである。二月の段階で、ある種の悲壮感がＪＡＭＳにただよっていたことは否めない。

ところが三月末になると、この不安定な決意はいっきょに楽天的な確信に転ずることになった。「よそ者」の我われは地元民から笑顔を引き出すことに成功した。私心のない医療活動は地元民の警戒心を解き、彼らが我われを防衛してくれるようになった。渓谷のあらゆる住民が我われを必要として、その方針に協力するようになったのである。ＪＡＭＳのスタッフたちも、偏見と警戒を脱して、あたえることの喜びを知り、おおいに意気があがった。

もっともてこずると思われた政治党派の干渉は、シャワリ医師と現地スタッフの根気強い等距離外交でたくみにかわすことができた。相対立するイスラム急進党が自ら不干渉と協力を表明してきたからである。こうして、我われは第一の最大の難関をこえたと見た。

アフガニスタンはうわさの世界である。「本格的な診療所開設」の報はたちまちひろがり、なんとペシャワールやカブールからも患者がおとずれるという、「逆流現象」さえ見られるにいたった。

予想以上に早い成果であった。

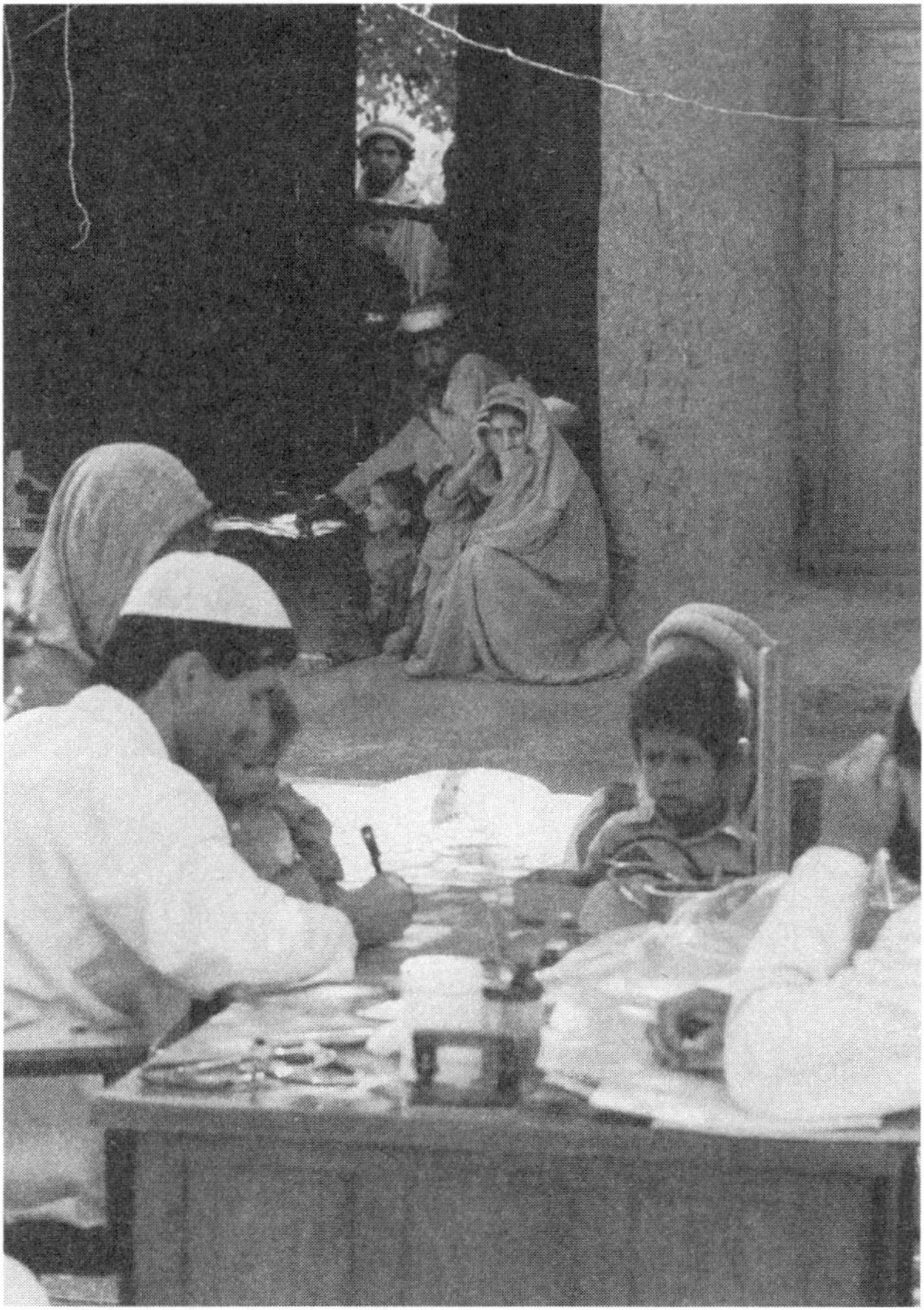

ダラエ・ヌール診療所の順番を待つ患者たち。★

堰《せき》を切った難民帰還

一九九二年四月中旬、アフガニスタンの首都カブールでの政変が伝わるや、パキスタン連邦政府の対応は迅速かつ正鵠《せいこく》を得たものであった。政変から一カ月も立たぬ五月中旬までには、ゲリラ組織の主力をたくみにカブールに移させたのみならず、一八カ月以内の帰還勧告を難民に行い、補助金三〇〇〇ルピー（約一万五〇〇〇円）を難民証とひきかえに交付すると発表した。実際にはほとんど独力であったが、難民はいっせいに帰還を開始した。怒濤《どとう》のような帰郷難民の群れはしだいに増加し、同年七月初旬には毎日推定五〇〇〇名以上、多い時で一万人以上にたっした。

アフガニスタン内部の戦闘も、この動きを予期していたように、カブール市内をのぞく全地域で停止していた。カブールとペシャワールの特派員がコマネズミのように伝える政治党派の動きのせいではない。戦《いくさ》と難民生活につかれた人びとの平和への切望が、各地で政治勢力の蠢動《しゅんどう》を許さなかったのである。

我われとアフガン人の大部分にとっては、もう党派や指導者の動きなど、とっくの昔に関心がなかった。また、危険をさける以外はたいして重要でもなかった。人びとの動きは、外電で伝えられるカブールとはまったく無関係であった。

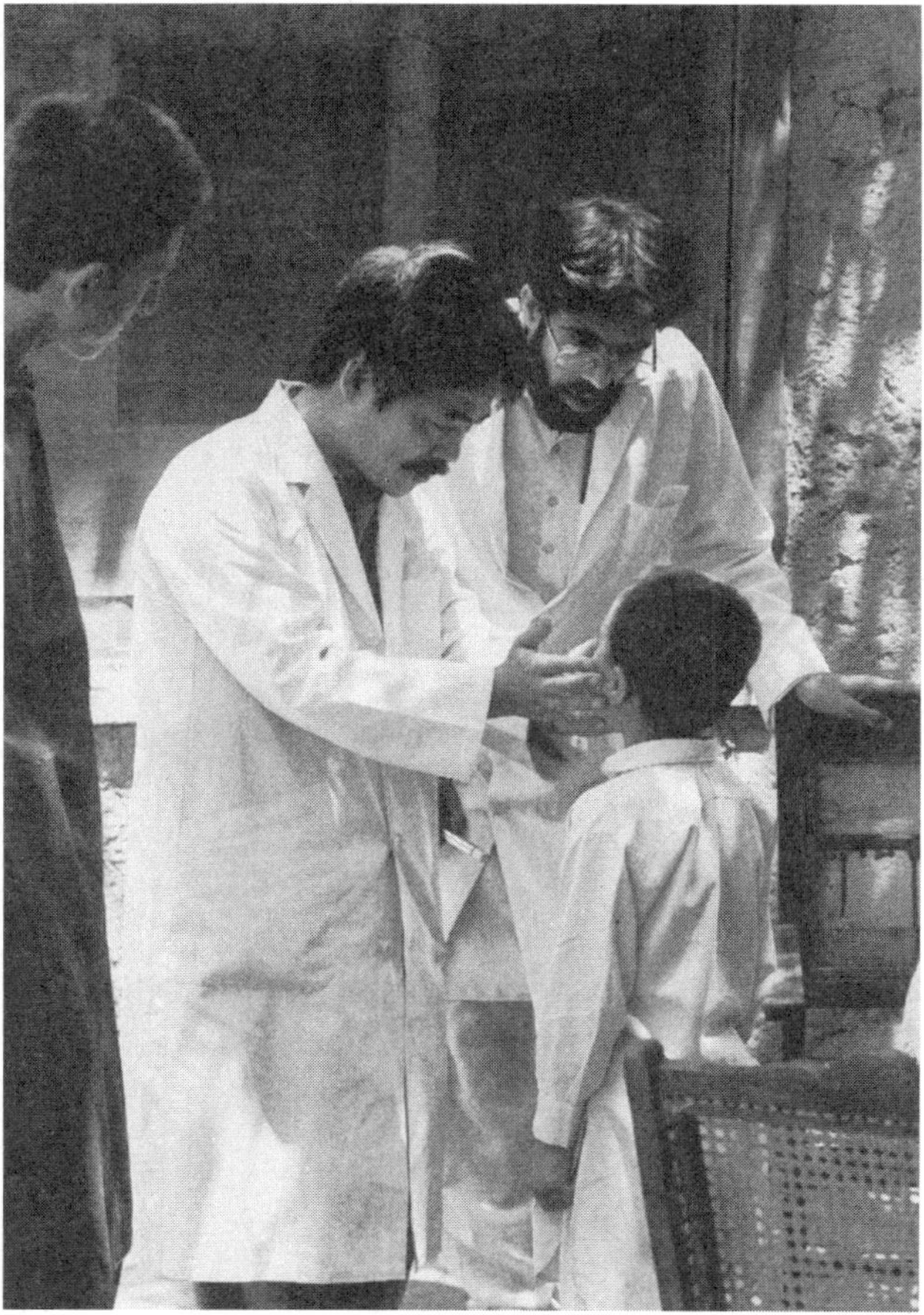

診察風景。★

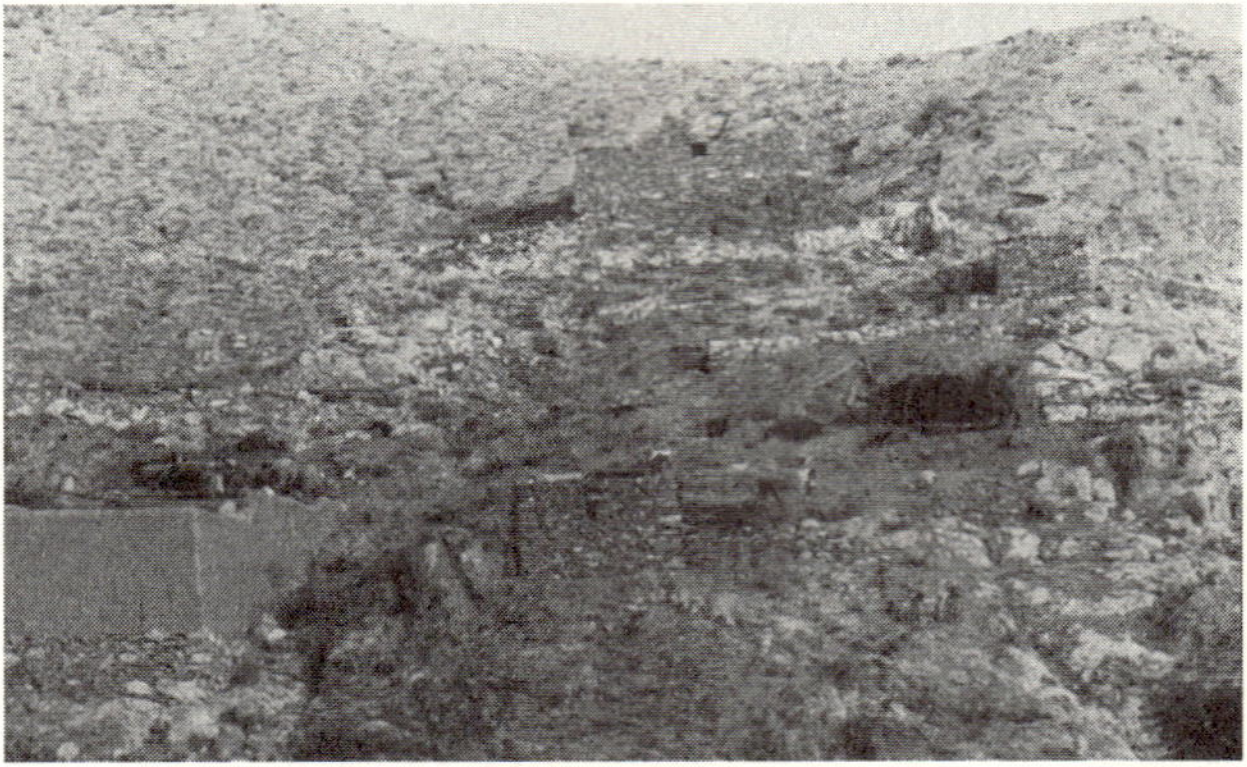

荒廃した家屋に住む帰還難民。★

これによって五月と予想された転機が早めにおとずれた。これは幸運だった。秋に収穫できる米の田植え時期に到着が間に合えば、冬ごしが可能となる。とくにダラエ・ヌール渓谷の住民たちは診療所の存在で安心して帰ることができた。事実我われの外来では、五月を期して新しい帰郷者が爆発的にふえた。帰還した渓谷住民はわずか二カ月の間で二倍、三倍と増し、さらにふえつつあった。彼らは今度こそはまぎれもなく帰ってきたのである。一〇年以上放置されたあれ地は次つぎと水田に変わり、診療所の周囲は緑の耕作地がまたたくまにひろがった。暗い日々をともにしてきた我われには感動的な光景であった。

人びとはまず破壊されたモスクを改築し、

にわか作りの小屋に住んで家・水路の補修と耕作に余念がなかった。秋までに冬ごしの食糧をたくわえ、住まいを整えておかねばならない。争いどころではなかった。ほとんどの人びとは首都カブールの政権争いなぞおよそ無関係で、目のまえの生活のほうが重要であった。つい数年前までけわしい目つきで戦場をかけめぐった戦士たちは、悪夢からさめたように平和な農村生活に復帰しようとしていた。

耕作にいそしむこの農民たちの姿から、かつての獰猛《どうもう》で勇敢なゲリラの相貌《そうぼう》をうかがうことは難しい。これが彼らの本来の姿である。そして、これがアフガニスタンの全土でおこり、現在進みつつあるできごとである。

支援の輪の静かな拡大——協力者たちの苦闘

ペシャワール会

ペシャワールを中心に展開した我われの医療活動は、日本と現地の無数の良心的協力なしには語れない。ここで少し日本側の協力の実情を伝えねばなるまい。なかでも日本において着実な支援態勢をしいて現地活動を物心両面でささえつづけたのは、「ペシャワール会」(問田《といだ》直幹《なおき》会長)という団体である。

ペシャワール会は一九八三年四月に準備会が作られ、正式に発足したのは同年九月であった。当時、オイルショックの尾を引く日本にはどことなく閉塞したムードがあり、いっぽう高度経済成長の実がようやく自覚されはじめたころだと覚えている。また、一九六〇~七〇年代に各地を風靡《ふうび》した社会運動——ということばが適当かどうかわからないが、ともかく日本の急成長にともなう矛盾が明らかな形で噴出した時代の動きである――が、不承不承に沈黙を余儀なくされていた時期でもあった。

この中で、私のペシャワール赴任が明るい反応をよんだのは事実であろう。しかし、たんに「奇特なお医者さんの支援」というだけで、そんなに長続きするものではない。実際、三〇名前後の事務局員が、それぞれの自分の職業をもちながらも週に一度集まって膨大な量の事務をこなしているようすを見る者は、その熱気におどろく。大仰《おおぎょう》な国際協力論はとびださずとも、その生き生きして楽しいようすは、会員自身がこれをひとつのよりどころとしていることがわかる。生きがいというのはおおげさかもしれぬが、殺伐《さつばつ》とした世相でひとときのオアシスを提供しているのである。

会が成長していった一九八〇年代の後半は、日本の国際化がさけばれはじめ、全国的規模で大小の国際団体が雨後のタケノコのように生まれ、地方自治体による「国際〇〇」のもよおしものがさかんとなり、NGOということばが定着していったころであった。

しかし、「着実」とのべたのは、ペシャワール会がこの国際化の波に乗って成長してきたのではなく、むしろこの時流に抗して、独自の活動をきずきあげてきた点である。一般に日本のNGOは、欧米のそれに比べて歴史の浅いせいか、日本での対内宣伝が派手なわりにかんじんの現地活動の中身が少なく、サロン的な色彩が強いことが多いものである。

もちろん、「国民運動」として国際理解の場を提供するのは決して悪いことではない。地方自治体の間で流行する国際イベントも、長い目で見れば試行錯誤のはじまりである。賢明な者ならば、やがてその空疎な行事の反省から次の飛躍を生みだしていくだろう。問題は「過《あやま》ってあらたむるにはばかることなかれ」という謙虚な自省をどこまで持ち得るかである。

ペシャワール会が堅持したのは、あくまで現地を中心に活動を展開することであって、「国内活動は現地活動に従属する」とわざわざのべるのはこのためである。こうすれば、日本側の意見の相違や理念などというものは、現地の圧倒的なニーズのまえには相対化される。逆にいえば、現地の現実こそが日本側を実際に変えてゆく力になる。

ペシャワール会の場合、一般的な「国際協力論」など大言壮語《たいげんそうご》はせず、まるでわが子のめんどうをみるように、もくもくとペシャワールの事業に深くかかわりつづけたところに特色がある。会の名の示すとおり、ペシャワールという一地域に集中し、必要上あらゆる角度から現地社会に根をおろしていった。そのつきあいの範囲は文字どおり乞食から要人にいたるまで広範囲にわたる。合法活動の保証も、一見貧相な日本の一任意団体が、北西辺境州政府やアフガニスタン暫定《ざんてい》政権を直接交渉相手にしているなぞ、会員でさえ冗談と思っているのである。

こうして伝えられにくい普通の人びとの暮らしが、現地に密着することで身近になった。外国人のおちいりやすい過《あやま》ちは、理念にしろ事業にしろ、自国で説得力のあるものを作成して現地とかかわろうとすることである。はじめはある程度さけられないことではあるが、それは現地でほんとうに役立つよう修正されねばならない。そうでなければ、現地活動が外国人を満足させるために存在するという本末転倒になってしまう。

三無主義

会の理念などをたずねられることがあるが、冗談の通じる者にたいしては、私は「無思想・無節操・無駄」の三無主義である、と答えて人をケムにまく。

第一の「無思想」とは、特別な考えや立場、思想信条、理論にとらわれないことであり、どだい人間の思想などタカが知れているという、我われの現地体験から生まれた諦観に基づいている。ペシャワール会の発足したはじめには、「○○主義」の論客もいないではなかったが、そのうち自然にはなれていった。自分だけもりあがる慈悲

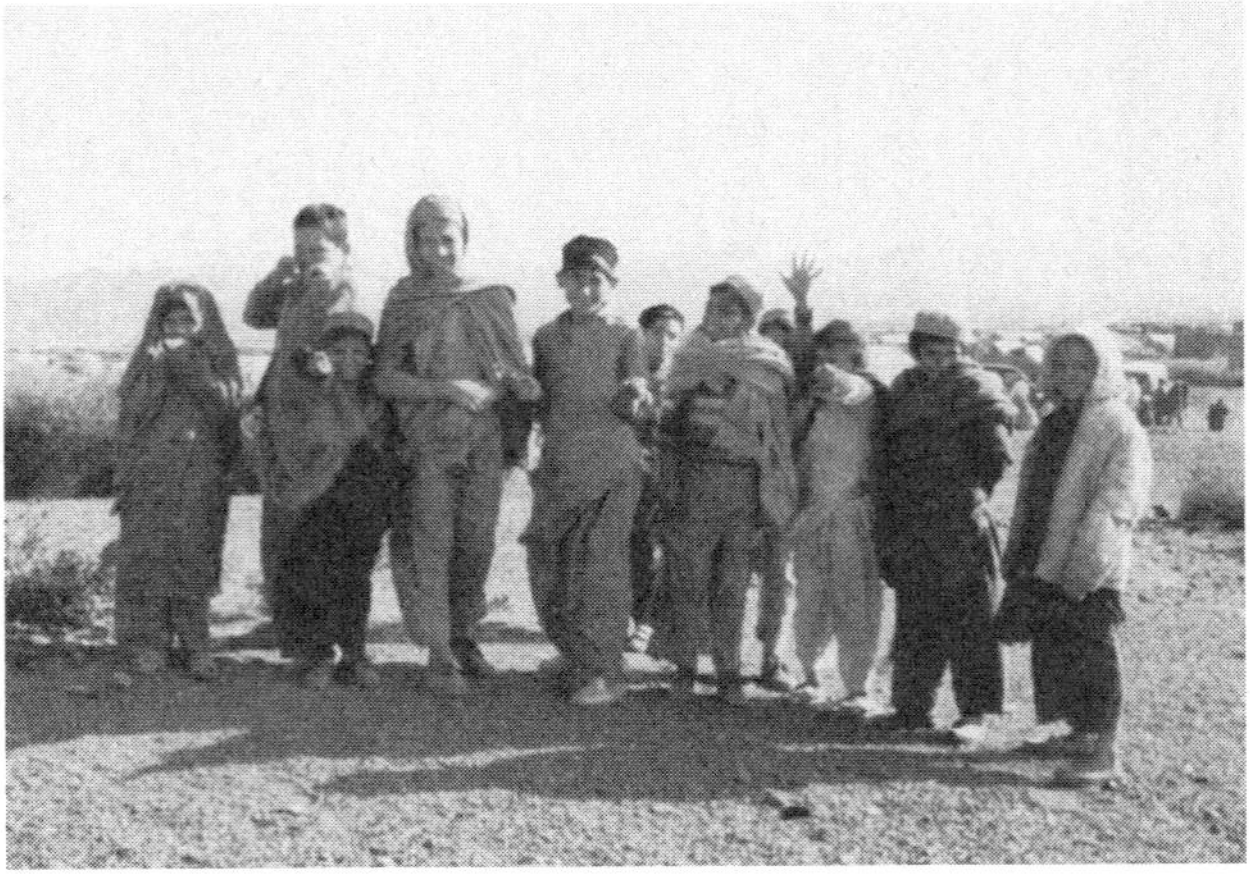

難民キャンプの子どもたち。

心や、万事を自分のものさしで裁断する論理は、我われの苦手とするところである。

たとえば難民キャンプで、食うや食わずの子どもの明るい笑顔を、「あわれな人を助けなければ」とがんばっている外国人ボランティアの暗い表情と比べてみると、私はひそかにしのび笑いをもよおすのである。何も失うものがない人びとの天真爛漫な楽天性というのはたしかにある。

名誉、財産はもちろん、いこじな主義主張を人が持ちはじめると、それを守るためにどこか不自然ないつわりが生まれ、ろくなことはないものである。良心や徳とよばれるものでさえ、「その人の輝きではなく、もっと大きな、人間が共通に属する神聖な輝きである」というある神学者の説はうなずけるものがある。これを自分の業績や所有とするところに倒錯があり、気づかぬおごりやいつわりを生ずるというのが私のささやかな確信のひとつである。

第二の「無節操」とは、だれからでも募金をとることである。乞食からとったこともある。これは説明を要する。赴任してほどなく、私はことばの練習をかねてバザールをうろついていた時期があった。時に乞食にも遭遇する。一般にペシャワールの職業的乞食はわりあいどうどうとしており、「右や左のだんなさま」というようなみじめたらしさはない。「コダーイ・デール・コシャリーギー（神は喜ばれます）」とのべ、「出せ」とばかりに手をさしだす者もある。

私もひまであったから、「人からほどこしを受けるにしては少し態度がデカいのではないか、『すみませんが、いただけないでしょうか』くらいの腰の低さがあったほうが実入りが多いのではないか」と問いただしたところ、ある乞食が案外まじめに説明してくれた。

「あなたは神を信ずるムサルマーン（イスラム教徒）ではありませんな。ザカート（ほどこし）というのは貧乏人に余り金を投げやるのではありませんぞ。貧者にめぐみをあたえるのは、神にたいして徳を積むことですぞ。その心を忘れてはザカートもありませぬ」

この乞食が高僧のような気がした。

「私も人に見捨てられたジュザーム（らい）の患者のために、はるか東方から来てかくかくしかじかの仕事をしておる。ならば、私もムサルマーンで、これもザカートということになりはしないか」

「そのとおり」

「ならば、あなたも我われの仕事にほどこしをしなされ。神は喜ばれますぞ」

私がぬっと手を出すと、乞食はちゅうちょなく集めた小銭をくれた。私はまさかとは思ったが、つまらぬ議論に神をひきあいにだし、何か大切なものを冒瀆《ぼうとく》したような気がしておそれを覚えた。同時に、純朴な人たちだと思った。以後、我われもこれを採用し、「貧しい人に愛の手を」などというみじめたらしい募金はせず、「神は喜ばれます」とこそいわないが、年金ぐらしの人の一〇〇〇円も、大口寄付の数百万円も、等価のものとして一様に感謝してお金をいただくことにしている。現地の人は心までは貧しくないのである。

第三の「無駄」とは、あとで「無駄なことをした」と失敗を率直にいえないところに成功も生まれないということである。いつも大本営発表のように、わけ知り顔に日本側に成功のニュースを届けて喜ばせるのが目的となっては本末転倒で、うれしいこともつらいことも、成功も失敗も、ともに泣き笑いを分かち合おうというのである。そもそも、このような仕事自体が、経済性から見れば見返りのないムダである。

時に募金のために活動をアピールすることがあっても、我われは自分を売りわたす、そうぞうしい自己宣伝とは無縁であったと思う。この不器用なぼくとつさは、事実さえ商品に仕立てるジャーナリストからもしばしばけむたがられた。だが、こうしてこそ、我われは現地活動の初志を見失うことなく活動を継続できたのである。

ボランティアの急増

現地で事業を進めるにあたって日本側の経済援助とともに、直接現地で行われた技術協力も大きな力を発揮した。一九八六年以来、四回にわたって現地に滞在して、らいの専門技術を伝えた国立らい療養所のグループもある。

一九八八年ごろからボランティアが急増、一九九二年度までには一カ月以上の参加が三〇名をこえ、六カ月以上のワーカーは九名（看護婦四・事務職一・医師二・理学療法士二名）を数えた。これは、一九八〇年代後半の国際化熱の高まりと無縁ではなく、ペシャワール会は「人を送りだすことによる国際交流」にも貢献できるようになったといってよい。

ただし生ぬるいものではなかった。「シルバー・ボランティア」は別として、現地事情を知れば知るほど、ハラハラしてながめざるをえなかった。最大のストレスは、ボランティアが日本ではあまりに未成熟であると同時に、ペシャワールという土地が、外国人にはあまりに異質な世界だったことである。にもかかわらず、滞在二年、三年という長期にわたって、現地にとけこみはじめるワーカーも生まれてきた。日本では見いだすことのできなかった生きがいを得て、自然にとどまっている者もある。多くを語らぬ彼らこそ、現地と日本をつなぐかけ橋であり、新たな活力をあたえてくれる力でもある。

特筆すべきはご年輩の専門技術者の活躍である。短期でも大きな力を発揮できる。若い者はその知恵にはるかにおよばない。現在の日本の技術や道具があまりに機械化・既製品化しているためで、たとえば若い医師の場合、聴診や触診など五感を使う職人技は退化している。ご年輩の方の場合、治療・検査技術でも既製品にとらわれず、「そこにあるものでなんとかする」工夫が自在にできる。現地に根をおろす技術とはこうしたもので、私自身もずいぶん学ぶところが多かった。日本の「使い捨て時代」

にあって貴重な存在である。

日本の非国際性

長期ワーカーの場合、我われの仕事の性質上、通常現地に適応するのに一年、助っ人ができるのは二年目から、自分で工夫ができるのが三年目から、というのがだいたいの相場である。だが、日本の社会は性急でゆとりがなく、あきっぽいものである。「ボランティア」ということばも安くなった。これはもともと英語で「志願兵」という意味さえあるが、それほどの真剣さがなくなった。はなはだしい場合は、「一週間の夏休みを利用してボランティアでお手伝いにいきます」という電話が若い女性からはいることもある。とんでもないかんちがいで、日本語はおろか英語も通じない世界で、若い女がひょうひょうと出てこれるところではない。しかも一週間では往復だけで時間が過ぎてしまう。ビザもそうで、通常パキスタンは特例をのぞいては旅行ビザ以外の発給をしない。

一週間の女性ボランティアは極端な例だが、多かれ少なかれ、この「非国際性」は日本人に共通している。「女子どもがうろうろできるところじゃない」などといえばフェミニストたちから非難される。だが実際にそうなのである。金さえ出せば望みの物が手にはいり、電話一本でカタログどおりの物が届けられる、この気軽な生活を背景にする風俗を、私は「自動販売機文化」とよぶことにしている。

ボランティア・ワークを趣味と実益をかねた海外旅行と思われては困るし、「国際性」をハイカラなファッションとうけとられては心外である。少なくともペシャワールでは、もっともよく現地を理解できる者は、もっともよく日本の心を知る者である。自分を尊重するように相手を尊重しようとするところに国際性の真髄がある。西欧社会だけが国際社会ではない。

「助けに行ってあげているのに、なぜビザを制限するのか」とか、「援助物資にどうして関税をかけるのか」という不満も聞いたことがある。

実際、国内の宅急便を送る感覚で「支援物資」が送られてくるのには泣かされた。時には首都のイスラマバードまで日参し一カ月もかかった上に、高い税金や保管料まで払わされて荷物をうけだしたこともある。苦労して手に入れた荷物を開ければ、現地でタダのように安く手にはいる物資がぎっしりつまっていたということもあった。

安易なボランティアは論外としても、問題なのは、これらの迷惑が善意で行われる点にある。自国で通用することが普遍的と思っている節がある。また援助する者の無邪気な思い上がりとしか思えないこともある。逆の立場を考えてみればよい。日本の輸入規制はきびしく、とくに薬品などはそうである。ビザ制限にしても、これは独立国の立場を考えれば当然である。たとえばわが国の島原・普賢岳《ふげん》の被災地に、「援助物資だから自由に入れさせろ」と外国から古着や薬品が送られたうえに、「ボランティアも自由に入れさせろ」と、ドヤドヤと外国人がのりこんでくれば日本人はどう思うだろう。

ほんとうは彼らが自分でやりたいが、今はやむをえず他人の力を借りなければならない状態であるからこそ、我われ外国人の存在を許していることを忘れてはいけない。そのうえ、こともあろうに、その土地の文化や慣習をとやかくいわれるのでは、やりきれない。そのあげくが、魚を求めているのに蛇をあたえ、パンを求めているのに石をあたえるという、笑えぬ援助の現実が生じていないだろうか。かくて「米国討つべし」の強硬世論がわきおこる現地で、次いで日本が「イエロー・ヤンキー」として槍玉にあげられぬ保証はない。

ワーカーの適性

このような事情で、ワーカーの適性を日本で判断するのは至難の業《わざ》である。期待と現実が必ずしも一致しない。人柄や技術が良いとか悪いとか以上の問題があるのだ。

大丈夫かと危ぶまれる者が案外大きな働きをしたり、逆のこともある。はじめから合う、合わないの決めつけはできない。このため、我われは暫定《ざんてい》期間を半年から一年設け、キリのよい時期に現地と本人の意向を聞いて、延長かどうかを決定する。こうすれば別に「てがら」を立てずともよい。努力して現地での苦労を日本に伝えるだけでも、大切な役割である。

いきなり異質な状況におかれるワーカー志望者の苦労は大変である。まず日本独特の閉鎖性の壁がある。家族の問題、職場での慰留、「何も好きこのんで」という世間の冷たい目、自分の気持ちや将来の生き方、などを整理しなければならない。一般にこちらが来てほしい人材ほど日本の職場もはなしたがらないので、たいていすんなり行かない。大半の長期ボランティア・ワーカーは、退職または休職でやってくるのが実情である。

「研修」の準備も必要である。日本での技術的経験がいくらあっても、まったく新しい職場でゼロからの出発である。昔の軍隊で、娑婆《しゃば》でどんな経歴があっても入営するときはタダの二等兵で出発するのに等しい。現地ではことばも通じないし、医療技術も歯が立たない。

現地のことばの学習も欠かせない。とくに看護婦・医師の場合は、患者や現地スタ

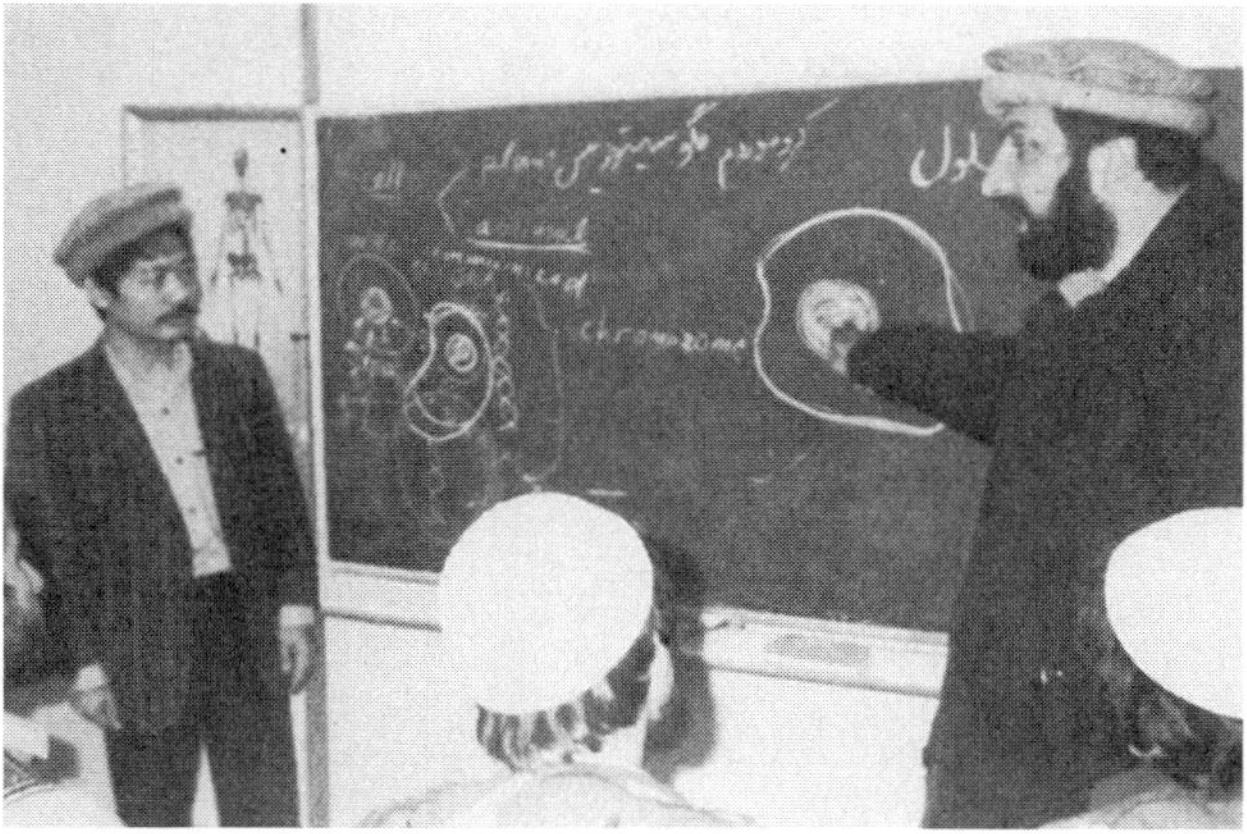

ＪＡＭＳ訓練コースで講義。

ッフとの意志疎通がなければ致命的である。ことばはその鍵である。だがペシャワールの状況はとりわけ困難で、主要共通語だけで、ウルドゥ語、パシュトゥ語、ペルシア語と三つある。どれを主に学ぶかは、アフガニスタン側を主とするＪＡＭＳと、パキスタン側を主とするペシャワール・ミッション病院とでは異なるが、ある程度は皆知っておかねばならない。短期の学習では不可能である。おまけに、英語の知識もいる。カルテ記載はたいてい英語によるし、医師の場合は英語による講義も要求される。

　さらに、らいをはじめとする感染症について事前の訓練は不可欠である。日本の医療関係者はたいてい知らないから、ある程度の知識を仕入れて準備せねばならない。

そのうえで現地におもむくのだが、現地医療施設の業務内容は日本とまったく異なる。看護婦でも、ふつう日本では医師、薬剤師、検査技師がする仕事をある程度こなさなければならない。さらに患者の家を訪問して接触感染の調査を行う。訪問とひとくちにいうが、数時間ジープにゆられて、時には「外国人未踏の地」での活動である。

以上はまた、現地の慣習を熟知せねば、とんでもない誤解や困難に遭遇することになる。たとえばきびしい男女隔離の風習で、かんたんに異性の肌を見たり、局部の処置をすることができない。異性にたいする態度は慎重を要する。女性の場合は、なれなれしくするのはもちろん、物柔らかな態度も、売春婦のようなコケティッシュな態度ととられる。男の場合は、むっつりしたり、あいさつをてきぱきと交わさないと、「敵意がある」ととられることが多い。

内向的な日本人は、いきおい技術面でもくもくと仕事にいそしむほうが楽であるし、一時的には「勤勉さ」の称賛を受ける。しかし、そうすれば現地スタッフの役割をうばい、チームワークに悪影響が出てくることもある。また、きまじめな者にとっては、しばしば現地の乱雑さはたえがたく、まのびした業務と管理のルーズさはイライラをます。

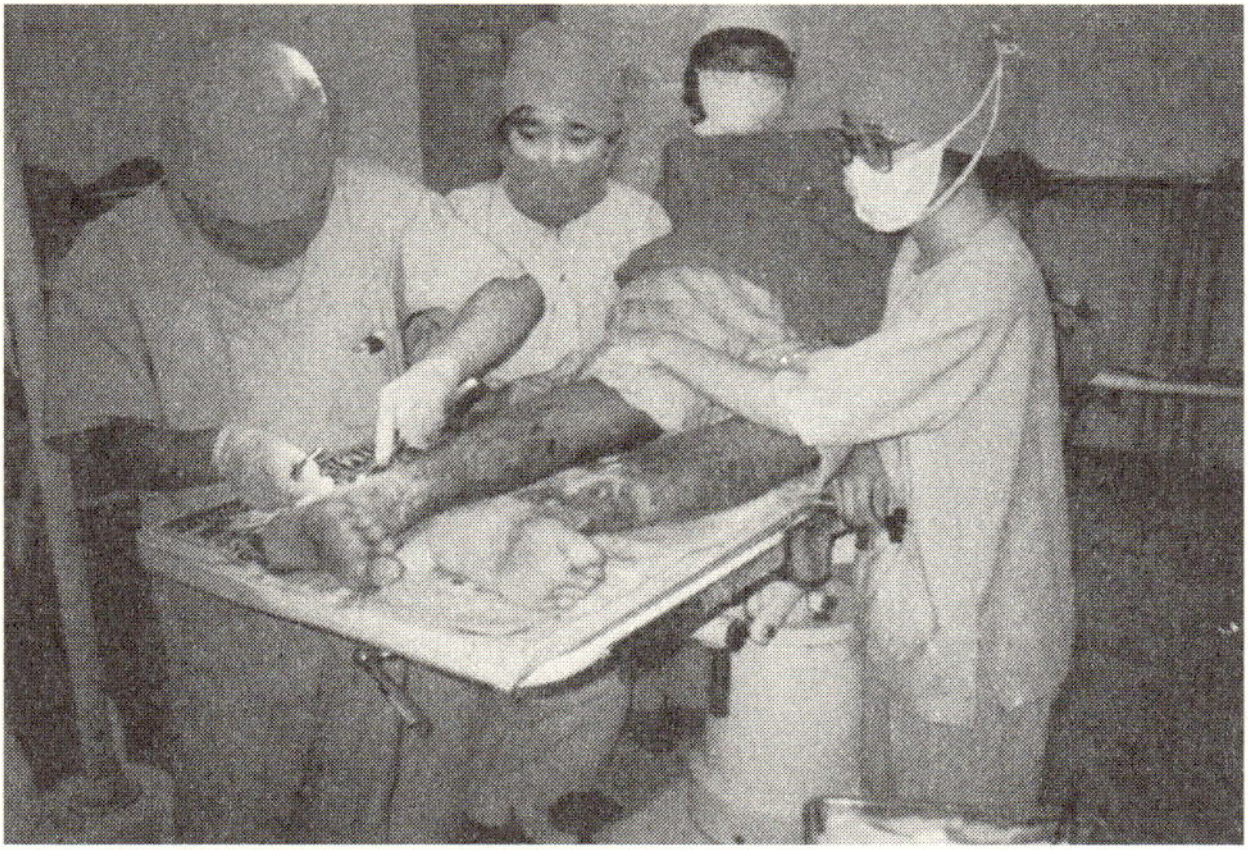

ミッション病院で手術をする日本人スタッフ。

気の遠くなる話にはちがいない。こうして、悪戦苦闘の末に半年や一年はまたたくまに過ぎてしまう。赴任期間が短いと、やっと慣れるころに帰国である。これでは練習だけしてかんじんの試合をせずに帰るスポーツ選手に等しい。それだけの準備とオリエンテーションに膨大な精力を費やして「おさらば」されるのでは、現地側としても徒労感が残るが、我われの不満は、それだけのゆとりを日本の社会が許さないことである。

長期ワーカーたちの活躍

このような中で、ペシャワール会およびその関連する病院からおもむいた長期のワーカーたちは、称賛にあたいする。

この文字どおりの異国で、現地の人びとと泣き、笑いをともにした。決して悲壮な気分でおもむく者はなかったが、何度もつまずきを経験したにちがいない。

短期訪問と異なって、うわべの観察にはとどまらず、肌身で異文化を感じとったろう。しかも「底辺」とよべる庶民たちとのつきあいで、決してはなやかな体験記にはならなくとも、人びとのほんとうの姿をしっかり心に焼きつけて帰っていくだろう。真に謙虚な者は、おおげさにさけばずとも、見かけの異質さをこえて厳然と存在する「人間」を見いだすにちがいない。そして心をこめて送り出す人びとをも、働きをとおして静かに変えてゆく力になるだろう。ここに我われの会の独自性がある。

ワーカーたちは、西欧NGOやミッション団体、権威を背景にするいかなる大組織にもよらず、さりとて日本人の集団性にもよらず、ひたすら現地とともに歩むことに努力した(「日本人がかたまるとロクなことはない。訪問者に気をつかうな」とのべて不快に思われたこともある。訪問者に気をつかって現地活動がおろそかになれば、日本向けの対内宣伝中心と五十歩百歩だというのが私の持論である)。

現地で三年目にはいったある看護婦は、ウルドゥ語はもちろん、パシュトゥ語、ペルシア語学習にもうちこみ、現地の女性らしい患者の心をつかんでささえとなった。カトリックの西欧人シスターでさえもこの地でできなかったことである。またある者は、

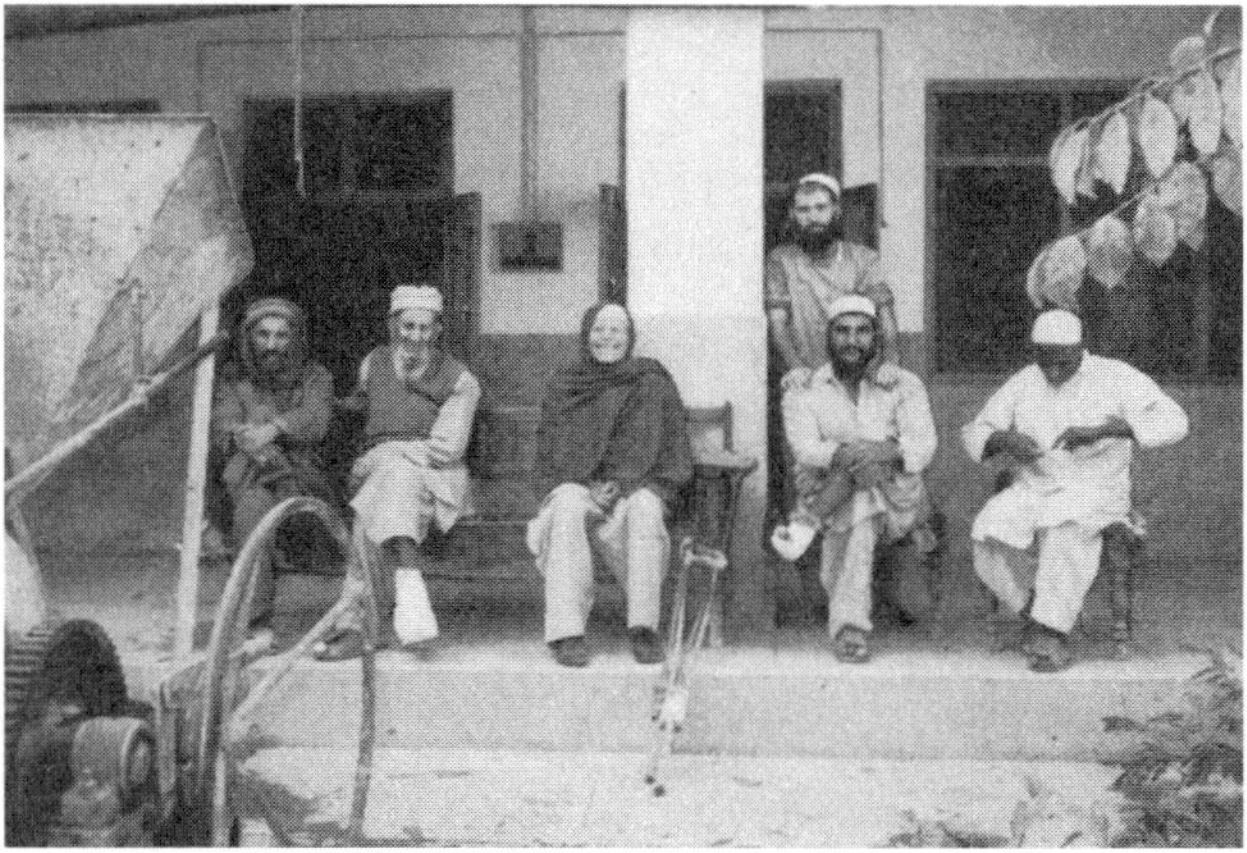

病院の中庭でくつろぐ患者さんたち。

ＪＡＭＳの中で、事務やレントゲンなどの技術協力だけでなく、皆にとけこんで好かれ、どんな国際協力の「経歴」のある者よりも、どんな外交官よりも、ほんとうの意味の相互理解と国際友好の働きをしたと私は思う。そして、彼ら自身はこれをごく自然な喜びとし、大きな業績であることさえ自覚しなかったのである。

助けることは助かること

現地の人びとの協力やペシャワール会の国内活動とともに、こうしたワーカーたちの、理屈なしの地道な活動こそが我われの仕事をささえてきたといえる。これはおそらくペシャワールにかぎったことではなかろう。官民を問わず、こうした下積みの努力が地についた「国際理解」を日本にもたらし、我われを変える力になったとあらためて気づかされる。

思い出されるのは最近逝去《せいきょ》された農業専門家・中田正一先生のことばである。先生は「風の学校」を主宰して、その半生をアジア農村の農業改良にささげられた。わけてもアフガニスタンは先生のふりだし点で特別な愛着があり、一九八九年夏にペシャワールにおいでになり、「平和の暁にはアフガニスタンで一生をとじるのだ」とまでおっしゃっていた。その先生がくりかえし私たちにのべられた印象的なメッセージがある。

「ある時、三人の若者が山の中で吹雪にあい、遭難しそうになった。C君はぐったりして動けなくなった。とほうにくれたA君、B君のうち、A君は頭の良い人で、『このままでは皆が危ない。ぼくが一人でさきにようすを見てくる』といって二人をおいて身軽に行ってしまった。

ところが、待てど暮らせどもどってこない。残されたB君は、『まあ仕方がない。ともかく凍えるよりは』と、たおれたC君を背にしてとぼとぼと雪の中を歩きはじめた。さいわいB君もC君も救助隊に助けられたが、途中で彼が遭遇したのは、なんと先に一人で進んだA君の死体だった。その時、B君が電光のようにさとったことがある。『ぼくはC君を助けるつもりで歩いていた。だが、じつは背にしたC君の体の温もりであたためあい、自分も凍えずに助かったのだ』」（中田正一『国際協力の新しい風』岩波新書）

この話は中田先生が若い時に何かで読んだもので、よほど印象的だったのだろう。好んであちこちで話された。「人のために何かしてやるというのはいつわりだ。援助ではなく、ともに生きることだ。それで我われも支えられるのだ」というのが先生の持論だった。

先生と我われのグループとは、この点で深く共鳴するものがあったと私は思っている。我われとて不動の自信をもって現地活動をしているわけではない。このB君の心境である。「現地は外国人の活躍場所ではなく、ともにあゆむ協力現場である」というのが我われの指針である。

そして日本は……

帰国雑感

一九九〇年五月、子どもの教育問題にいきづまった私は、七年間のペシャワールでの家族生活に別れを告げた。仕事は軌道にのりはじめたばかりであったが、まずは家族を日本で安定させ、長期の継続態勢をしかねばならなくなった。私は単身現地にとどまって、日本を行き来する生活を余儀なくされた。家族とともにいったん帰国し、しばらくは「日本適応」にいそがしい毎日がつづいた。帰国直後は、まるで外国に移住したような、みょうに落ち着かぬ気分でいた。ペシャワールと日本とはあまりに遠いとつくづく思ったものである。

ペシャワールでもいそがしかったけれど、日本のいそがしさはまた格別で、質が異なると感じた。故郷も変わりはてて見えた。都市の空間がガン細胞のように緑の自然をむしばんで広がり、なんだか、こざっぱりした美しさがインチキなものにうつり、故国に帰ったという実感を覚えるのに時間がかかった。人間も昔のアクがとれたものの、不可解な世相になったような気がした。バタくさい軽々しさは肌に合わなかった。

ある時、私は東京の山手線のプラットホームに降り立って、ぼんやりと人の波を眺めていた。電車が数分おきに膨大な乗客をはきだす。おまけに、標示板は「次の列車は○○を発車しました」とよけいな厳密さ、「列車が一分ほどおくれてごめいわくをおかけしております」との強迫的な正確さ、自動販売機で切符を買うと、まったく正確かつ迅速《じんそく》に、人を小馬鹿にするようにじゃらじゃらとつり銭が出てくるのみ。ペシャワールの喧噪《けんそう》は愛すべき人間くささがあったのに、東京の雑踏ときたらほんとうにかわいげがないと思った。

外観の色とりどりのファッションと対照に、人びとはひたすら秩序正しく整然と何物かに静かに流されていく。これがペシャワールであれば、たちまちプラットホームは混乱し、列車の運行は麻痺状態におちいることだろう。我われはじつは何かのベルトコンベヤーに乗っているのだ、そしてその行き着く先をだれもほんとうには知らないのだ、これは「フレミングの死の行進」の悪夢であってほしいと思った。

ペシャワールとアフガニスタンがなつかしく、しかしはるか遠くに感ぜられた。

「英国の秩序よりもインドの混沌を選ぶ」といったのはあるインドの大指導者だが、乞食から地主まで一人一人がほこり高く生きていたペシャワール、殺す者も殺される者も生き生きと戦っていたアフガン・ゲリラたち、良いことも悪いことも、そこにはもっと身近で分かりやすい「人間たち」がいた。

我われは貧しい国へ「協力」にでかけたはずであった。しかし我われはほんとうにゆたかだろうか。ほんとうに進んでいるのだろうか。ほんとうに平和だろうか。胸を張って「こうすれば幸せになります」といえるものを持っているのだろうか。

農業従事者よりも医者になるものの数が多いとか、米の自由化で日本の農業が壊滅の危機にひんしているとかを聞いて、愕然とした。生半可な国際化や近代化よりも、そしてカネを転がして食ってゆくよりも、鎖国でもして自らの労働で得た米と魚で食ってゆくほうがまだましである。自然を収奪し、第三世界を収奪し、汗水たらしてまじめに働く者がバカを見るような世の中が、長続きするはずはない……とのべたとて、必ずしも妄言ではなかろう。「国際協力」は自分の足元を見ることからはじめるべきである。

イスラム世界といえば、日本では遠いと感ぜられているが、昭和天皇の大葬の礼の

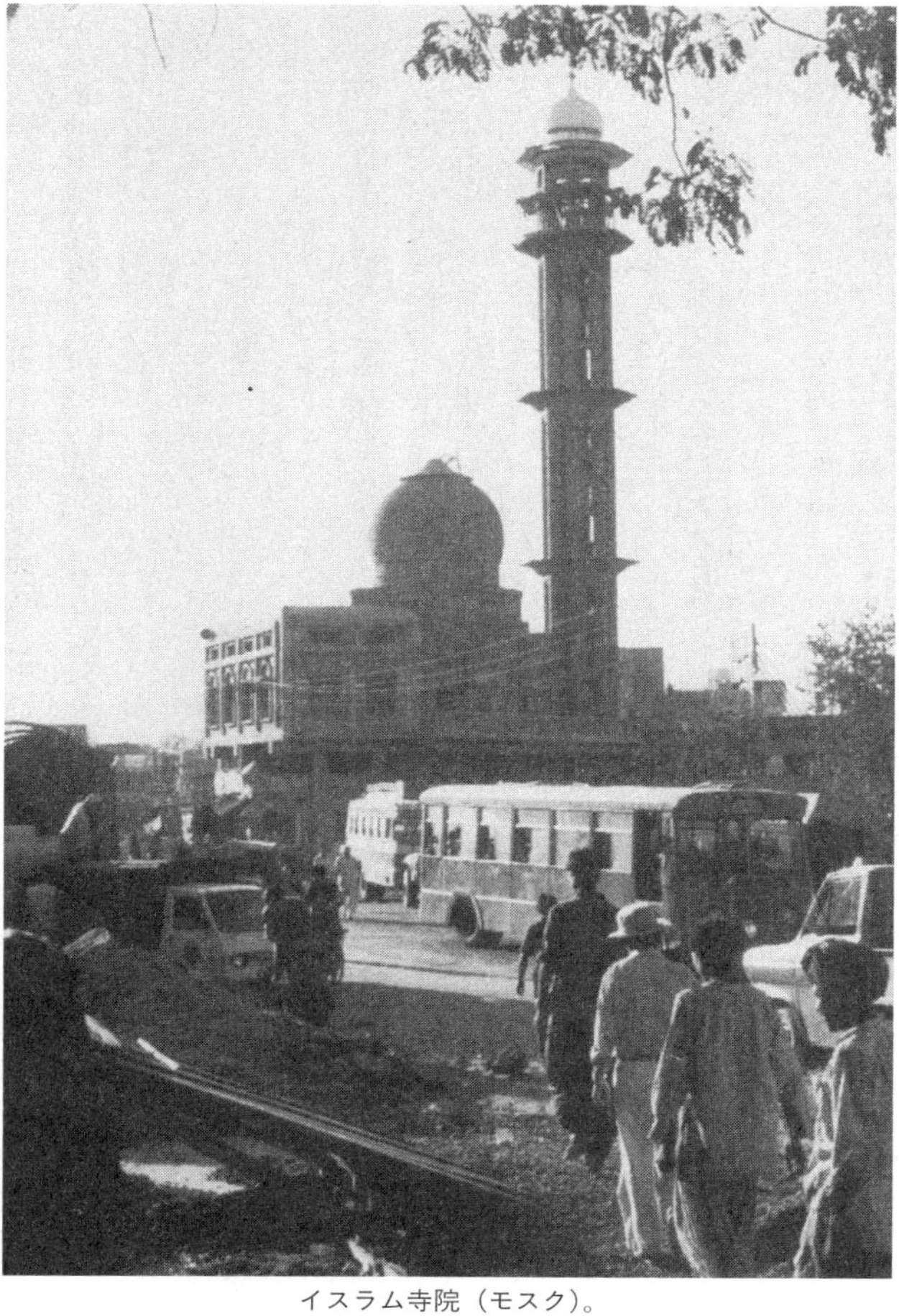

イスラム寺院（モスク）。

おりには、各国が日本の隆盛と経済発展をほめそやすお世辞の中、イランの新聞などは「日本は経済発展のいっぽう、モラルは低下し、拝金主義が国民を毒している。精神の弛緩した民族にビジョンはない」と、案外いいにくいことをどうどうとのべる健全な論調だった。ほこり高いイラン人の中華思想と「イスラム革命」を話半分としても、考えさせられた。
「イスラム社会は日本人にとってなじみにくい」とペシャワールでは思っていたものだが、日本に慣れるとなると、どっこい彼らのほうに親近感を覚えるのだった。イスラム革命の是非は別として、ひとつの点では私は彼らに強く共感する。それは、彼らが金には代えられぬ大切で神聖なものにたいする、畏敬の念を失っていないことである。

略奪におしいった強盗が、男たちをしばりあげ、かよわい主婦に「金のかくし場所を告げよ」とせまる。かしこい女は強盗にコーランをつきつけ、その窮乏をうったえて慈悲を乞う。強盗はコーランを前にたじろいであとずさりをし、天をあおいで立ち去っていく――まるで「水戸黄門の葵《あおい》の御紋」のようだが、このパターンは現地のドラマでよく見られるものである。

北西辺境州やアフガニスタンでは、強欲な麻薬商人から乞食まで、まだこの精神的

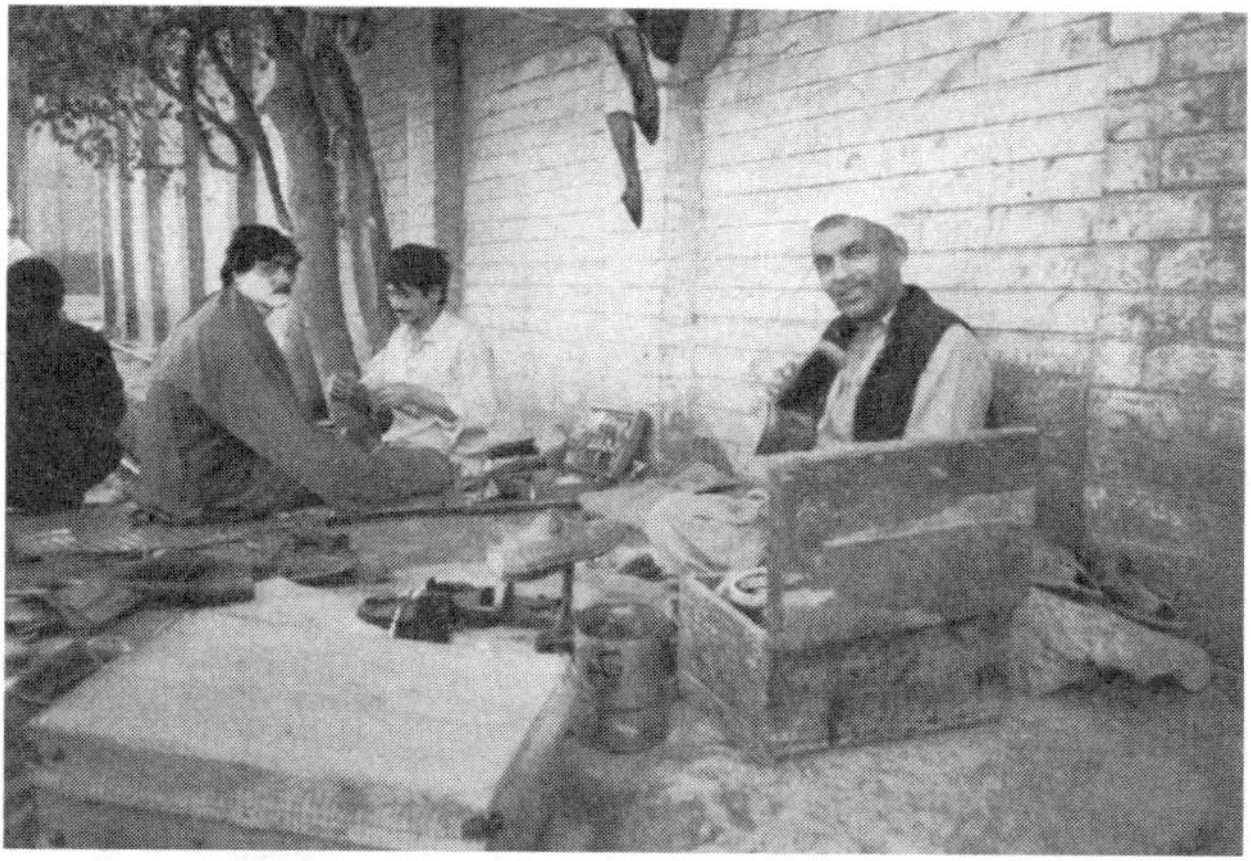

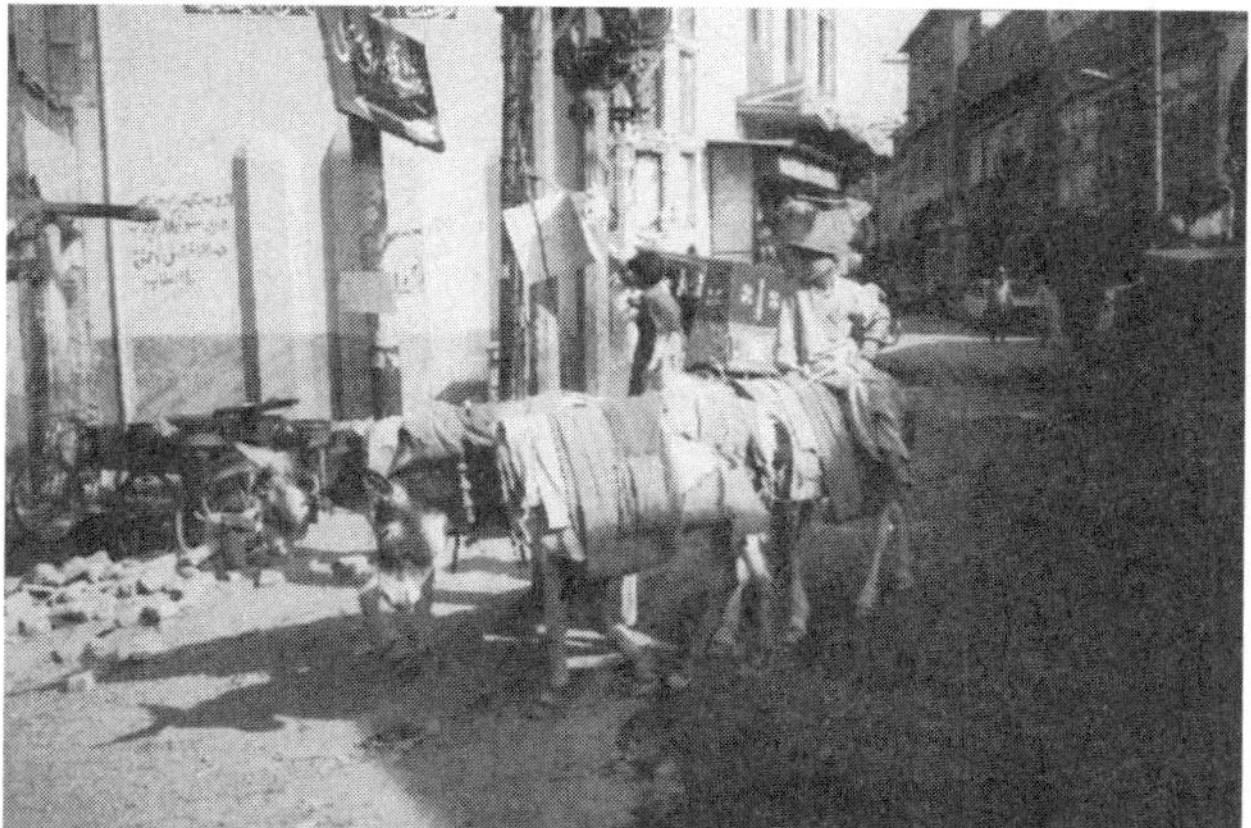

路上の床屋と靴みがき（上）と、ロバを操る少年（下）。
ともにペシャワール。

風土は根強く生きている。「ここは皆悪いやつばかりだ。善人なんてだれもいやしねえ」と呵々大笑《かかたいしよう》する密輸商。敵の生首をさげて獰猛《どうもう》に戦うムジャヘディン・ゲリラたち。「おまえのためだ」とせまるほこり高い物乞いたち。はじめ異様に見えたこれらペシャワールのパシュトゥンの人びとが、何やらまっとうな気がしてくるのだった。

おりから進む「国際新秩序」、「社会主義」という相手を失ったのっぺりしたカネ社会の国際的膨張。全世界で進行している「自由化と民主化の波」を、私は手放しで「正義」だとはよべなかった。

旧秩序も新秩序もどうでもよいことだった。さかしい国際貢献や国際化の論議はあまりに索漠《さくばく》たるものに思えた。少なくとも、我われの活動の精神とは無関係であった。私はたんに日本人としての矜持《きようじ》の残滓《ざんし》を引きずりながら、ただ家族を思うように、アフガニスタンとペシャワールの仲間のことを考えていたにすぎない。自分は日本人であると同時に、もはやペシャワールの人間であった。そして、それ以上にもそれ以外にもなれなかった。

だが、「一隅を照らす」という、なぜかこのことばにすがりたかった。そして、もはやそれ以外に自分の生きざまも考えられなくなっていた。

文明の野蛮

一九九二年五月以来、怒濤のようなアフガニスタン難民帰還が本格化し、我われＪＡＭＳ＝ペシャワール会の現地活動がやっと希望をもって軌道に乗りはじめた。一九八八年以来の「復興援助ラッシュ」のあっけない幕切れと、過去一三年間の悪夢のような日々を回顧するとき、我われが当然としてきたひとつの世界観がくずれさり、アフガニスタンをとおしてあらわに示されたものがあるような気がするのである。私ごとき者にさえ、「近代」そのものを浮きぼりにして問う、劇的な状況がここにある。

アフガン戦争はベトナム戦争とよく比較される。たしかに、冷戦構造の中で、超大国に抵抗した小国が相手を圧倒したという点は同じである。しかし、「アフガニスタン」が小気味よく思えるのは、たとえ国際政治力学のはざまという時の利があったにせよ、「民主主義」があざ笑う前近代社会が、近代社会の暴虐をはねかえし、翻弄したという事実である。

人びとは自分をおびやかす外圧にたいして果敢に武器をとり、そして今同一の単純な動機で戦《いくさ》を拒否して武器を農具に持ちかえ、なにごともなく元の世界に帰りつつある。日本やベトナムが自分を近代化することで外圧に対抗し、やがては自らも「近

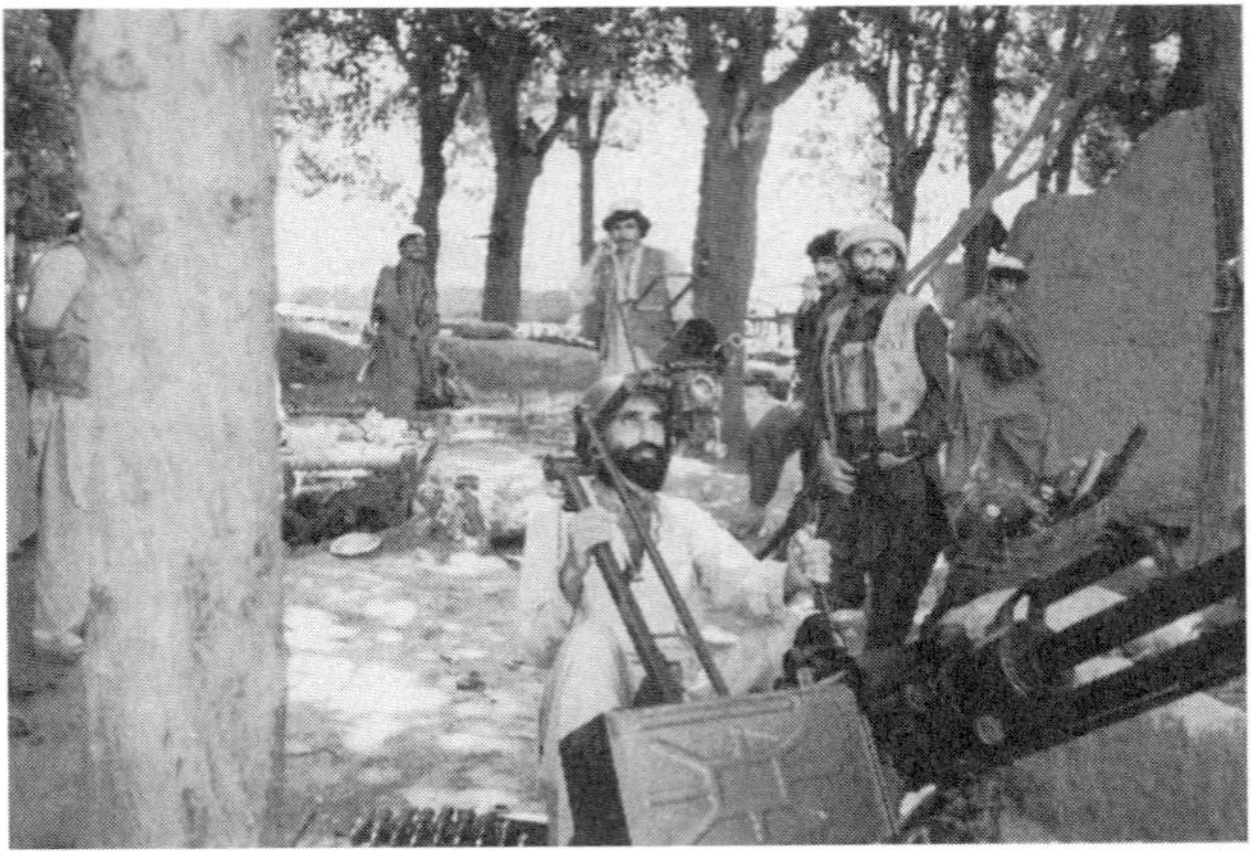
診療所地域の自衛団。

代」の重圧に悩むという構図はここには見られない。今、平和な山村生活の中で、あの獰猛《どうもう》で勇敢なゲリラたちが笑顔で農作業にいそしむ姿は、感銘さえあたえる。

一八世紀以来、多くの近代的思想はまぎれもなくひとつの大義・希望として我われに夢をあたえつづけてきた。それがロシアの共産主義であろうと、アメリカの自由主義であろうと、日本の戦時中の八紘一宇《はっこういちう》であろうと、そのために人びとは命さえおしげもなくささげた。

しかし、ひとつの主義の「普遍性」が信仰にまで高められ、その普遍性の拡大が民族や国家集団の使命と信ぜられるにおよんで、他者との共存を許容する謙譲の美徳は傲慢さにおきかえられた。力にものをいわせてまでその世界の正当性を主張し、「おくれて貧しい」弱者を圧服することを正義とするようになった。帝国主義はその表裏にあった。

そのすきまで国家の権威をカサにハイエナのように利をむさぼり、国の尊厳を侮辱した卑劣漢は問わない。問題は、我われが当然として疑わない近代社会の進歩性の幻惑そのものにある。

このヨーロッパ近代文明の傲慢さ、自分の「普遍性」への信仰が、少なくともアフガニスタンで遺憾なくその猛威をふるったのである。自己の文明や価値観の内省はされなかった。それが自明の理であるかのごとく、解放や啓蒙という代物をふりかざして、中央アジア世界の最後の砦を無残にうちくだこうとした。そのさまは、非情な戦車のキャタピラが可憐な野草を蹂躙《じゅうりん》していくのにも似ていた。

老若男女を問わず、罪のない人びとが、街路で、畑で、家で、空陸から浴びせられた銃爆弾にたおれた。原爆以外のあらゆる種類の武器が投入され、先端技術の粋《すい》をこらした殺傷兵器が百数十万人の命をうばった。さらにくわえて、六〇〇万人の難民が自給自足の平和な山村からたたきだされ、氷河の水より冷たい現金生活の中で、「近代文明」の実態を骨の髄まで味わわされたのである。その甘さだけを吸い得た者は同胞を裏切って欧米諸国に逃亡し、不器用な者は乞食に身を落として生きのびた。

これが我われの信じて疑わぬ進歩と民主主義、その断罪する「八紘一宇」となんら変わらぬヨーロッパ近代文明の別の素顔である。アフガン人の打ち首処刑や復讐の残虐性・後進性に憤激する者が、「人権」をかざしてその幾万倍もの殺戮《さつりく》を行わせ、文化さえ根こそぎ破壊しようとした。かつてユーラシア大陸を震撼《しんかん》させたモンゴリアさえ、こんなことまではしなかった。

そして「謝罪」どころか、ほこらしげに「人道的援助」が破壊者と同一の口から語られるとすれば、これを一つの文明の虚偽とよばずしてなんであろう。私は今、日本とアジアを思う一日本人として、「アフガニスタン事件」の一人の証言者として、「新世界秩序」にひそかに戦慄《せんりつ》を覚える。

内なる敵

だが、我われはすでにその報いにおびえはじめている。

今や全世界で、皆がおそれながらも口に出しにくい事実は、我われが何かの終局に向かって確実に驀進《ばくしん》しているということである。我われの未来を考えるのは幾分《いくぶん》恐ろしい。我われはいっぽうで地球環境や人口問題を問い、他方で経済の活性化を語る。だが明白なことは、自然破壊なしに経済成長なく、奴隷なしに貴族はなく、貧困なしに繁栄もないということである。さかんに使われる生活水準ということばにしても、いったい何をもって「生活」と称するのか、「欧米なみ」ということばに私は何かやりきれぬものを覚えるようになった。

今まで「発展途上国」ということばが、「後進国」の差別的イメージをさけるために使われてきた。だが、はたして何に向かっての発展なのか。もっと公平にいうならば、「先進国」も、「発展過剰国」といいかえるべきである。無邪気に技術文明を謳歌する時代はすでに過ぎ去った。

過去一〇年にわたって我われの眼前でくりひろげられた出来事からいえることは、中世はおろか、古代から人間の精神構造は、複雑になっただけでそれほど進歩はしておらず、技術の水準だけ野蛮でありつづけたということである。私はアジア的な封建性や野蛮を決して肯定しているのではない。たとえ文明の殻をかぶっていても、人類が有史以来保持してきた野蛮さそのもの、戦争そのものが断罪されねばならないと思うのである。

我われの敵は自分の中にある。我われが当然とする近代的生活そのものの中にある。ソ連が消滅し、米国の繁栄にかげりの見えはじめた今、我われをおびやかすものがなんであるのか、何を守り、何を守らなくてよいのか、静かに見透かす努力をする時かもしれない。

その昔栄光をほこったガンダーラ文明の廃墟に立って、このアフガニスタンでおきた悪夢のような血の狂宴を思うとき、ひとつの感慨に支配される。我われの文明もまた、自壊作用がはじまっていることを感ぜずにはおられない。目をこらせば、人間は自ら作りあげた虚構の崩壊におびえ、虚構に虚構をかさね、事実と自然とを粉飾する。その虚飾のはげおちた無残な姿がこの廃墟に厳として存在する。爆撃で壊滅した村落の光景が、この繁栄をほこった文明の遺跡と酷似しているのも、意味ありげに思える。

この廃墟こそ、混乱の時代を生きる我われへの無言のメッセージである。人のあらゆる営みが、漠々たる砂塵《さじん》と化して熱風の中に消えてゆくたしかな実感がここにはある。もともと人間が失うものは何もないのだ。この当然の事実が我われを楽天的にする。「アフガニスタン」をとおして、むきだしの人間と文明の実態にふれえたことを私たちは感謝している。

ともあれアフガニスタンの復興は、こうして廃墟の上にほとんど独力で行われようとしている。先は遠い遠い道程にちがいない。砂漠に水をまくような我われのささやかな努力は、どれほどの力があろう。悲観的な文明批評や感傷で満足すべきだろうか。そうではなく、目前の数百万人の犠牲の下で、内外ともに人間そのものが危機の時代に、戦争や暴力、金や事業欲ではゆるがぬ、何かの灯りを守ってきたのだ。いや、それに守られてきたのだ。我われのささやかな気負いは、少なくともそれに誠実であろうとしたことだけである。

我われの現地活動が、多少なりとも人間の奥底にひそむ、たしかな何ものかに根づいているとすれば、今後も変わらずに、戦乱や迫害につかれた人びとになぐさめと希望をあたえつづけるだろう。そしてだれよりも我われ自身が、それによってなぐさめを得るだろう。それがはたして「国際協力」なのかは知らない。また、どうでもよいことでもある。

あとがき

本稿は二年前に依頼を受けてようやくなったものですが、私の怠慢のためにおくれにおくれました。担当の土器屋泰子さんが「ペシャワールについて語ることは、人間と世界についてすべてを語ることである」(拙著『ペシャワールにて』石風社)ということばをごらんになり、「日本では見えにくい問題を、現地活動の具体例をとおして若い人びとへ」とのご要望だったと記憶しています。

その後しばらく肝心の現地活動に忙殺され、現地事情を日本に伝えることの困難を身にしみて覚えていた私は、自分の表現力に自信がなく、報告書以外にまともに筆を進めるゆとりを持てませんでした。また、この二年間の世界情勢の展開はあまりに劇的であり、その余波を直接受ける現地で、区切りをつかむのも容易ではありませんでした。

さいわい今年四月のカブールの政変以後、夢にまで見たアフガニスタン難民帰還が本格的に開始され、私たちの現地活動も転機をむかえました。そこで、「若い人びとに」だけではなく、ここで活動の軌跡をふりかえって「共に自らを問う」つもりで、私なりに力をこめて書きました。全体としてこの一〇年の私たちペシャワール会＝JAMS（Japan-Afghan Medical Service）の現地活動を圧縮し、「アフガニスタン」を中心にのべてみました。

紙数の制限で、若い人びとにぜひ伝えたいけれど割愛した部分がそうとうありますが、現地活動の紹介をとおして、日本で知られにくい現実が少しでも伝わることをいのっています。

私は一介の臨床医で、もの書きでも学者でもありません。ただ、生身の人間とのふれあいを日常とする医師という立場上、新聞などでは伝わらぬ底辺の人びととの実情の一端を紹介することができるだけです。時に「極論」ととられたりすることもありますが、これは私自身が現地に長くいすぎて、西欧化した日本の人びとと距離を生じているせいかもしれません。私の極論というよりも、現地庶民の一般的な見方・感じ方だと思ってもらったほうがよいかもしれません。

とくに国連の評価などは、日本と現地とでは一八〇度異なっています。ただ私が意図したのは、国連やＯＤＡ（政府開発援助）をこきおろしたり、ジャーナリズムや流行の尻馬に乗って国際貢献を議論することではありません。この激動する時代のまっただ中で、日本列島のミニ世界だけで通用する安易な常識を転覆《てんぷく》し、自分たちだけ納得する議論や考えに水を差し、広くアジア世界を視野に入れたものの見方を提供することです。

真剣に考えればぞっとするような問題でさえ、「二一世紀に向けて」だの、「グローバル」だの、「地球にやさしい」だのという流行語で、うわべをよそおって安心しているのが日本の現状だと思えてならないからです。

「アフガニスタン」は、このような日本の現状とまったく対照的な世界です。貧困、内乱、難民、近代化による伝統社会の破壊、人口・環境問題など、発展途上国の悩みすべてが見られるだけではなく、数千年を凝縮したさまざまな世界がそのまま息づいています。近代化された日本でとうの昔に忘れ去られた人情、自然な相互扶助、古代から変わらぬ風土――歴史の荒波にもまれてきた人びとは、てこでも動かぬ保守性、人間相応の分とでもいうべきものを身につけています。

ここには、私たちが「進歩」の名の下に、無用な知識で自分を退化させてきた生を根底から問う何ものかがあり、むきだしの人間の生き死にがあります。こうした現地から見える日本はあまりに仮構にみちています。人の生死の意味をおきざりに、その定義の議論に熱中する社会は奇怪だとすらうつります。

こうして、私たちにとっての「国際協力」とは、決して一方的に何かをしてあげることではなく、人びとと「ともに生きる」ことであり、それをとおして人間と自らをも問うものでもあります。実際、現地の活動は、現地・日本を問わず、官民を問わず、大小無数の良心的協力に負っています。拙《つたな》いこの小冊子が、「アフガニスタン」で象徴される第三世界の実情、動乱の中で現地の一般庶民がどう感じ、どう生きてきたか、そこから見える日本と「欧米国際社会」の光景、国際協力のひとつの現実を伝え、私たちの脚下《あしもと》をかえりみるよすがになれば幸いです。

最後になりますが、写真提供などの労をとっていただいた石風社の福元満治《ふくもとみつじ》氏と、ペシャワール会事務局の方々、しんぼう強く執筆を待たれた土器屋泰子さんに感謝します。

一九九二年八月盛夏

中村　哲

文庫版あとがき

拙著が上梓されたのは、一九九三年であった。それが一〇年の間版を重ね、今回文庫版で刊行されることは嬉しいことである。

九三年と言えば、ソ連軍九万名の撤退によってアフガン戦争（一九七九—八九年）が終結し、湾岸戦争とソ連崩壊（一九九一年）、東欧共産圏ブロックの混乱など、冷戦下の矛盾が一挙に噴出し始めた時期に相当する。私が八四年にペシャワールに赴任してから一〇年、国内診療所建設にこぎつけ本格的な活動をアフガニスタンで開始した頃でもある。

「自由主義対共産主義」という、第二次大戦後の世界を動かしてきた国際秩序が崩れ、米国の一極世界支配、国際大資本のボーダレスな膨張が世界を席巻し始めていた。国内政治では「保守対革新」という図式も意味を失い、根拠のない不安に支配されつつあった。アフガニスタンのできごとは、ほとんど世界に伝わらなかったが、そこでは

「東西対立の消滅と混乱」では割り切れぬ様々な矛盾が、目に見える形で現れ始めていた。欧米列強による植民地政策の後遺症——都市化によるアジア的伝統社会の崩壊、欧米型国家モデルの矛盾、貧富の差の拡大、イスラム世界の再編、そしてこれらによる膨大な民衆の犠牲である。アフガン人の誰もが、それまでの戦乱と犠牲の意味を疑い始めていた。

私たちは、その後も活動を続け、更に一〇年を経て現在に至っているが、本書に記された基本的状況は少しも変化していない。その後の詳しい政情についてはここで触れないが、二〇〇一年の米国の同時多発テロ事件（9・11）は、思わぬ形でアフガニスタンの記憶を再び呼び覚ました。9・11直後のアフガン空爆、続く「アフガン民主化」と称する「復興」の大義名分と諸政策が、かつてソ連がアフガン侵攻時に掲げたものと、ほとんど変わりなかったのは皮肉である。

しかし、アフガン民衆を苦しめたのは、決して国際政治ばかりではなかったことを強調しておきたい。その元凶は、世紀の大旱魃《かんばつ》であった。元来アフガニスタンの八割が農民、一割が遊牧民といわれる。乾燥した中央アジアに位置する同国で、二〇〇〇万人もの生存を可能にしてきたのは同国の大部分を占める険峻《けんしゅん》な大山脈、ヒンズークッシュの白雪で、夏にとけ出すことで川沿いに沃野《よくや》を提供してきた。「カネはなくとも食ってゆけるが、雪がなくては生きてゆけない」という現地のことわざが、端的にそれを示している。

ところが、温暖化によって年々この雪が減少、全土で砂漠化が進みつつあった。果たして二〇〇〇年五月、ＷＨＯ（世界保健機関）の警告は恐るべきもので、「一二〇〇万人が被災、四〇〇万人が飢餓線上にあり、一〇〇万人が餓死の危険に直面」というものであった。

だが、実情を知る人々の必死の呼びかけにもかかわらず、本格的な国際支援はついに発動されなかった。実際、私たちの診療所周辺でも、村々が消滅し始め、農民たちが続々と流民化していた。人々は大都市の親族を頼って移動し、多少ゆとりのあるものは周辺諸国、とくにパキスタンとイランに難を避けた。これがアフガン戦争以降に起きた難民化の真の理由であった。

私たちは、東部の限局された地域ではあったが、全力を傾けて飲料水源と灌漑《かんがい》用水の確保を開始した。その努力は継続され、二〇〇四年一〇月現在、飲料水源（井戸）は一三〇〇カ所を超え、三八のカレーズ（地下水を水平に導く伝統的な灌漑用地下水路）を改修再生、数十万の流民化を防止する事業となった。

しかし、国際社会の関心は、政治問題に終始した。旱魃《かんばつ》のアフガニスタンにやって来たのは、二〇〇一年一月、国際救援ではなく国連制裁であった。一〇〇万人が餓死に直面する中、国連制裁発動の初期、「食糧制裁」まで含まれたのは忘れがたい。これによって、タリバーン政権内の急進派の主張が勢いを持ち、二月のバーミヤン石仏破壊が強行された（元タリバーン政府外相の証言）。

同年「9・11テロ」がニューヨークで起きると、「アフガン空爆」が直ちに主張され、同年一〇月七日、飢えた人々の頭上に爆弾の雨が降り注ぎ、ニューヨーク以上に多数の犠牲者を出した。ほとんどが罪のない一般市民・農民であったことは知られてよい。その後行われた「国際社会」による「アフガン復興支援」については、多くを述べないが、本書に記されているソビエト軍撤退時のものと大差ない。現地のニーズを重んずるよりも、「国際社会」と称する先進国の国民を満足させるプロジェクトに終始したと言える。メディアによって流された現地情報は、アフガニスタンでは別世界ともいえる首都カブールでの復興や「民主化」に関するものが大半で、人口の大部分を占める農村部の実情は知らされないままだった。ようやく二〇〇四年五月になり、WFP（世界食糧計画）が、「過去数年の旱魃《かんばつ》で最悪の状態が予測される」と訴えたのみである。

この一〇年、現地では途上国の抱えるあらゆる悩みが集中し、人々を苦しめる要因に変わりはない。しかし、現地活動の二〇年を振り返るとき、「遅れて貧しい」現地と豊かな筈のわが国を比べ、現地の人々が必ずしも惨《みじ》めだとは思えなくなってきた。不況や病に怯え、鬱々と暮らす者は、むしろ「自由で豊かな」先進国に多いという逆説を目撃する。

今、内外を見渡すと、信ずべき既成の「正義」や「進歩」に対する信頼が失われ、出口のない閉塞《へいそく》感や絶望に覆われているように思える。一〇年前、漠然と予感していた「世界的破局の始まり」が現実のものとして感ぜられ、一つの時代の終焉《しゅうえん》の時を、私たちは生きているように思えてならない。

強調したかったのは、人が人である限り、失ってはならぬものを守る限り、破局を恐れて「不安の運動」に惑わされる必要はないということである。人が守らねばならぬものは、そう多くはない。そして、人間の希望は観念の中で捏造《ねつぞう》できるものではない。本書が少しでもこの事実を伝えうるなら、幸いである。

二〇〇四年十月

中村　哲

解説　アフガニスタンと日本

阿部謹也

一九七八年にアフガニスタンに共産党の政権が生まれた時、イスラムの伝統を無視した改革に対して各地でイスラム教徒の叛乱が起こり、全国的な広がりを見せていた。共産政権を守るために一九七九年にソ連がアフガニスタンに一〇万の軍隊を送って介入した。ソ連に対する抵抗の主体は住民であり、ソ連やアフガン政府軍から奪った銃によって戦っていた。一九八四年にはアメリカで武器援助法案が成立し、ゲリラに多くの武器が渡り、結果としてアフガニスタンの農村部は約半分が壊滅し、二〇〇万人近くの住民が殺された。

ソ連によるアフガニスタン侵攻は日本でも伝えられたが、アフガニスタンの国土の荒廃についてはほとんど知られていなかった。今日本ではイラク問題と拉致問題で新聞紙上は賑わっており、アフガニスタンは忘れ去られているように見える。しかし一九八四年からアフガニスタンの古都ペシャワールで一人の日本人医師が二〇年以上医療に当たっていることを知る人は少なかった。一九八八年にジュネーブでアフガン和平協定が締結され、一三年にわたるアフガン戦争も終結し、国連主導の「難民帰還計画」が始まることになった。しかし八年間にわたるソ連の軍事介入によってアフガニスタンの国土は壊滅的な打撃を受け、アメリカ、ソ連、中国製の武器が売り込まれ、極めて危険な環境の中で特にらい患者の治療に当たってきた中村哲氏がその人である。

中村氏は「日本キリスト教海外医療協力会」によってペシャワールに派遣され、はじめは一般診療部の建て直しを求められていたのだが、彼はらい患者の惨めな状態に注目し、らいの診療に当たることにした。当時アフガニスタンの医療には欧米の機関が入っていたが、中村氏は「海外医療協力」とは決別し、独自の道を歩もうとしていた。彼は「無医地区の医療問題はあくまで地元の医療行政問題であって、外国人がその興味の赴くまま「活躍する」とあっては、周囲のバランスをくずし、有効な協力とはならない」と考えたからなのである。欧米のアフガニスタンでの医療は欧米から機械類を持ち込み、欧米のやり方で行うというものであった。それに対して中村氏の方針は出来るだけ地元の人材を養成し、地元の医療の伝統に立って医療を行うというものである。これは極めて重要な視点である。

何故ならアフガニスタンに限らず、欧米の海外での活動は基本的に同じような視点で行われており、自分達の生活の延長線上でその地を捉えていたからである。今アメリカがイラクで行っているような行動も同様であり、アメリカ人が考えている民主主義を強制しようとしているのである。それは医療だけの問題ではなく、生活のすべての面にわたる考え方の違いであり、その違いに日本人の多くもまだ気がついていない。政府も何かというと国連主導を唱え、みずからの判断を示そうとはしない。アフガニスタンで中村氏が長年にわたって活動してきた中で、彼が帰国した時に日本で感じたのは「まるで異物を排除して等質であることを強制するような合意が日本社会にはある。ある種の底意地の悪い冷厳な不文律が、いかようにも説得力のある拒絶の理由を提供するように思えた」ということであった。それが私のいう日本の「世間」なのであって、海外で暮らせば誰でもそれに気がつくのである。中村氏のアフガニスタンでの戦いは日本の社会との戦いでもあって、それは実のところ「世間」との戦いなのである。

私もこの二〇年の間日本の「世間」を相対化するために戦ってきたが、最近ようやく理解する人が少しは生まれ、「日本世間学会」なる会を作る人たちも生まれた。私は「世間」を学問として扱うつもりはないが、多くの人たちが集まって自分と「世間」について語る機会がふえたことは歓迎したい。

その関連でらいについてもアフガニスタンだけでなく、日本でもまだ多くの問題が残されていることを指摘しておきたい。それはらい患者達が拉致された人々と同じく強制的に収容されてきたという事実である。貨車の中に馬や牛とともに押し込まれて送られたということさえある。しかもこれらのかつての患者のなかにはいまだに故郷に帰れないものも多い。「らい予防法」が廃止され、患者に対する保障も認められたのだが、彼らを故郷に歓迎し、住民を挙げて故郷に迎え入れる雰囲気は全くないのである。それが日本の「世間」のありかたなのである。「世間」についてはそれを認めない人も含めてまだ多くの人が自分達の生活の中心にあるものとして理解していない。私の経験では学者がその最たるものであり、一般の人々は「世間」を良く知っている。学者達は「世間」の存在に目を閉ざしているが一般の人々からは「世間」についてこの二〇年の間多くの関心が寄せられている。

中村氏はアフガニスタンで欧米の出先機関の偏見と闘い、帰国すれば日本の「世間」と戦ってこられた。アフガニスタンでの中村氏の医療活動を支援することはいうまでもなく必要である。しかしそれだけでなく私たち一人一人が、自分の「世間」と戦い、「世間」を相対化することが私たちの日々の営みでなければならない。私たちの周囲にはアフガニスタンと同様に多くの問題があり、それに私たち自身が気がついていない。本書が私たちに呼びかけているのはまさにそのことなのである。

中村氏は本書の中で「文明の野蛮」について語り、「ヨーロッパ近代文明の傲慢さ、自分の「普遍性」への信仰」がアフガニスタンで遺憾なく猛威を振るっていたといわれる。「アフガンの打ち首処刑や復讐の残虐性・後進性に憤激する者が「人権」をかざしてその幾万倍もの殺戮を行わせ、文化さえ根こそぎ破壊しようとした。」それはまさにアメリカがイラクで行っていることであり、そこに兵を送ってアメリカを支援している日本もまた同罪なのである。「「人道援助」が破壊者と同一の口から語られるとすれば、これをひとつの文明の虚偽と呼ばずしてなんであろう」と中村氏はいっている。

本書によって私たちはアフガニスタンの状況だけでなく、私たち自身の姿を見ることが出来るだろう。

＊ペシャワール会

中村医師のパキスタンでの医療活動を支援する目的で結成され、現在はアフガニスタンでの医療活動、灌漑水利事業等、総合農村復興事業を支援しています。現在、福岡市に事務所を置いて会報の発行等を通して広報・募金活動等を行っております。ペシャワール会等についてのお問い合わせは、左記の事務局宛にお願いいたします。年会費は、学生会員一口千円以上、一般会員一口三千円以上、維持会員一口一万円以上。

＊事務局

〒810-0003　福岡市中央区春吉一丁目一六—八　VEGA天神南六〇一号

電話　(〇九二) 七三一—二三七二

FAX(〇九二) 七三一—二三七三

Eメール　peshawar@kkh.biglobe. ne. jp

《入会手続》年会費を郵便振替にてご送金下さい。

口座名義＝ペシャワール会

郵便振替番号＝01790—7—6559

本書は一九九三年二月十日、筑摩書房より「ちくまプリマーブックス」の一冊として刊行された。

本書における用語について。本書では「らい」という言葉を使っています。現在、「らい」という言葉は歴史的に差別とともに使われてきたという理由で「ハンセン病」という言葉が用いられることが多いですが、著者が四一頁に書いている理由から本書ではこの言葉が使われています。また、本書の元本は一九九三年、文庫は二〇〇五年に刊行され、著者は故人のためそのままとしました。（編集部）

ちくま文庫

アフガニスタンの診療所《しんりょうじょ》から

二〇〇五年二月十日　第一刷発行
二〇二〇年二月十五日　第七刷発行

著者　中村哲（なかむら・てつ）
発行者　喜入冬子
発行所　株式会社　筑摩書房
東京都台東区蔵前二―五―三　〒一一一―八七五五
電話番号　〇三―五六八七―二六〇一（代表）
装幀者　安野光雅
印刷所　三松堂印刷株式会社
製本所　三松堂印刷株式会社

ISBN978-4-480-42053-4　C0136